英文誌のアクセプトがほしいなら、

押さえるべきはココ！

臨床論文の書き方

【著】 河井昌彦

京都大学医学部附属病院
総合周産期母子医療センター・病院教授

Kinpodo

序 文

　本書は，臨床研究論文を英文誌に載せるためのノウハウを伝授するために，日ごろ，京都大学医学部附属病院で働いている若き新生児科医たちと実践している「臨床論文の書き方」を活字に置き換えたものです．

　私の英文誌デビューは医師4年目（1990年）のことで，"The syndrome of Möbius sequence, peripheral neuropathy, and hypogonadotropic hypogonadism." という症例報告が American Journal of Medical Genetics に載りました．

　当時は，パソコンはおろかワープロも普及していなかった時代でしたので，レポート用紙に鉛筆で原稿を書き，私が京都大学小児科に入局した時に病棟医長を務めておられた百井亨先生（京都大学から日本赤十字社和歌山医療センターに赴任され，病院長も務められた私の恩師です）に，何度も何度も指導を受けました．やっとの思いで投稿にこぎつけたことを，昨日のことのように覚えています．

　たった1例の症例報告ですが，当時，メビウス症候群に中枢性性腺機能不全を合併するということはあまり知られておらず，これが世界で4例目の報告でした．その数年後，この論文が現在のOMIMの原型であるマキュージック・カタログに取り上げられ，メビウス症候群の重要な合併症の一つに中枢性性腺機能不全があると記載されたとき，症例報告を英文で書くことの意義を実感した次第です．

　本書は，症例報告ではなく，臨床研究を上手く論文化するということに焦点を絞っています．ここに書いたことの多くは，1997〜2000年Canadaの University of British Colombia, Pharmaceutical Sciences に留学した際に，Dr. Bellwardおよびそのラボの研究者たちから教わったことをベースにしています．

　Dr. Bellwardはカナダ人です．彼女は自分たちのことを "North American" と呼んでいましたが，そのラボで North American のものの考え方，議論の仕方，そして報告書の書き方などを数多く，教わりました．もちろん，その頃の私は基礎医学に邁進していましたので，臨床論文の書き方を直接教わったわけではありませんが，論文の書き方の多くは基礎研究・臨床研究に共通するものと思います．

私を指導してくださったCanadaの研究者達から受け継いだ教えを，紆余曲折・試行錯誤を重ねて，私流にアレンジして編み出したのが，河井流「英文誌にAcceptされる臨床研究論文の書き方」です．文章術ではない，Acceptされる論文を書くためのノウハウを，皆さんに伝授したいと思います．

　ぜひ，ご一読ください．そして，ぜひ臨床研究を始め，それを論文にしてください．

2020年11月

京都大学医学部附属病院
総合周産期母子医療センター
河井昌彦

目次 CONTENTS

chapter

3

臨床論文を書こう！

chapter

1 臨床研究をしよう！

臨床研究をしよう！

1 臨床研究の勧め

　本書は，論文の書き方，それも臨床系の医学論文，もっと言えば，コホート研究の成果をいかに英語論文に仕立てるか？に的を絞った How to 本です．

　当たり前ですが，研究を始めないことには論文を書くことはできません．そこで，最初に少し，臨床研究，特にコホート研究を始めるための心構え（＝準備）についてお話しします．

なぜ，臨床研究が必要か？

　医学が進歩して，人体・疾患などに関するすべての疑問が解決されたら…もちろん，それ以上の医学研究は必要なくなるでしょう．しかし，実際は 1 つ問題が解決されたと思ったら，また次の問題が出てくるというのが現実です．そして，この状況はこの先もずっと続くことでしょう．

　私が本書の執筆を思いついたのは 2020 年 4 月，書き始めたのが同年 5 月です．そう，COVID-19 が猛威を振るっている最中です．もしかしたら，本書が世に出る頃には，COVID-19 の治療法・予防法が確立しているかもしれません．もし，そうだとしたら，基礎医学による大きな発見（ウイルスの詳細な検討・ワクチンの開発・治療薬の開発）が成し遂げられたからに違いないでしょう．しかし，その背景には，COVID-19 に罹患した患者さんの臨床像に関する緻密な報告，すなわち臨床研究の力も欠かせなかったはずです．

　そうです．多くの患者さんの生命を救うには，臨床研究が必要なのです．

　私が専門とするのは「新生児医学」です．この分野では，急速に赤ちゃんの成育限界が広がっています．私が医者になった 1980 年代には在胎 28 週未満で生まれるような超早産児に救命のチャンスはありませんでした．しかし，1987年，世界に先駆けて日本で開発され商品化された「人工肺サーファクタント」が呼吸窮迫症候群（respiratory distress syndrome: RDS）の克服を可能とした結果，現在日本では在胎 22〜23 週の児が救命されることは決して稀な事例ではなくなりました．

　もちろん，これは基礎医学研究・臨床医学研究，両者の勝利です．しかし，このような治療法の革新による成育限界の拡大は，これまで知られることのなかった超早産児特有の合併症を次々と我々に突き付けています．重度の慢性肺疾患・早産児晩期循環不全などがその例です．臨床医として，今を生きる我々には，この新たな難問を解決する義務があるのです．

　大きなブレークスルーには基礎医学の力が欠かせません．それは，まぎれもない事実です．しかし，患者さんが教えてくれる情報を的確に捉えることも，それに負けず劣らず重要なことだと思います．だから，臨床研究が必要なのです．

臨床研究の最も重要な視点は？

　臨床研究の最も重要な視点は，目の前の患者さんから学ぶことです．日々，患者さんを診て，そこから湧いてくる疑問，それを解決することが臨床研究のあるべき姿であり，そんな研究を実践したい，といつも思っています．

　本書では，しばしば「早産児晩期循環不全」という病態が出てきます．これは，新生児科医には馴染み深い疾患概念ですが，他の領域の先生はご存じないかと思いますので，少し説明させていただきます．

早産児晩期循環不全

定義・概念

　早産児晩期循環不全は，早産児とりわけ超早産児に多く見られる病態で，急性期を脱した後に発症する血圧低下・尿量減少・浮腫を特徴とする．発症頻度は極低出生体重児で 9.3 ％（超低出生体重児の 11.6 ％，出生体重 1,000～1,500 g の児では 1.9 ％）との報告がある．

病因・病態

　病態は完全には解明されていないが，未熟性の高い児に多く発症すること，容量負荷・カテコラミンに対して不応性である一方，少量のグルココルチコイド投与が著効を奏する症例が多いため，相対的副腎不全の関与が想定されている．

新生児晩期循環不全の臨床症状の特徴

- 尿量減少・浮腫・低血圧は必発
- 低ナトリウム血症を呈することが多い
- 呼吸状態が悪化することが多い（X線での Hazy lung が特徴的とする意見もある）
- 心機能の悪化はなく，エコーでの臓器血流の悪化が特徴的

診断・検査

　早産児晩期循環不全は多くの関心を集める病態でありながら，確定していない．上記，臨床症状の特徴と感染，その他，循環動態に直接影響を及ぼすような病態がないことを確認して診断されることが多い．

治療

　ハイドロコーチゾン 0.5～1.0 mg/kg/回 × 2～3回/日程度の投与が一般的である．症例によっては，より大量のグルココルチコイドを要することもある．

予後

グルココルチコイド投与に対する反応は良いことが多いが，循環不全の結果，脳室周囲白質軟化症など重篤な結果を招いたという報告もある．

参考文献

1) Kawai M. Late-onset circulatory collapse of prematurity. Pediatr Int 2017; 59（4）: 391-396
2) 河井昌彦．早産児晩期循環不全症．新生児医学，pp.383-385，金芳堂，2015

この病態は，本邦での症例報告の積み重ねによって，疾患概念として認知され，その病態解析に関する種々の報告から確立してきたものです．しかし，今なお病態生理は完全には解明されておらず，多くの新生児科医が関心を寄せている病態です．

さて，早産児晩期循環不全に限らず，臨床現場にはまだまだ解明されていない課題が山積しています．これはもちろん，新生児の分野に限らないはずです．つまり，どんな分野を専攻していようと，臨床研究のネタには事欠かないのです．

臨床の疑問に答えを出す研究，これこそが臨床医が取り組むべき課題だと思います．

「臨床の疑問」のネタ探し

日々の診療の中に「臨床のギモン」は転がっています．私は，新生児内分泌に興味を持っているので，これまで，甲状腺・副腎皮質・性腺・骨代謝・栄養など色々な臨床のギモンについて検討し，その成果を論文に書いてきました．ここでは，甲状腺に関する疑問とそれを検討した論文を少し紹介します．

早産児は，生後 2 週目頃に著しい低サイロキシン血症に陥ること（tran-sient hypothyroxinemia of prematurity: THOP）が多いが，これが HPT 系の未熟性によるのか？　それとも重篤な病態・低栄養などに対する適応反応なのか？　わかっていません．低サイロキシン血症に対して，甲状腺ホルモン補充療法を行うべきか否か，さあどうすれば良いのでしょうか？

* FT 4，TSH の基礎値だけでは評価は不十分なので，極低出生体重児の TRH 負荷試験の反応性を見れば，これらの児の HPT 系がどの程度未熟なのか，わかるのでは？

  Niwa F, Kawai M, et al. Hyperthyrotropinemia at 2 weeks of age indicates thyroid dys-function and predicts the occurrence of delayed elevation of thyrotropin in very low birth weight infants. Clin Endocrinol(Oxf) 2012; 77(2):255-261

* 我々の検討から，極低出生体重児でも生後 2 週間にもなれば，TRH 負荷試験に対する反応はほぼ確立していることがわかった．それなら，THOP の児と THOP ではない児の TRH 負荷試験に対する反応性を比較すれば，THOP の本態に近づけるのでは？

  Yamamoto A, Kawai M, et al. Response to thyrotropin-releasing hormone stimulation tests in preterm infants with transient hypothyroxinemia of prematurity. J Perinatol. 2015 Sep; 35(9): 725-728

* これまで，TRH 負荷試験を行うとき，最小限の採血量で情報を得るため，TRH 負荷後 30 分の頂値のみを評価してきたが，これでは視床下部の機能はわからない．やはり，Full に TRH 負荷試験を行う必要があるのでは？

  Yamamoto A, Iwanaga K, et al. Response of preterm infants with transient hypothyroxi-naemia of prematurity to the thyrotropin-releasing hormone stimulation test is charac-terized by a delayed decrease in thyroid stimulating hormone after the peak. Clin Endo-crinol (Oxf) 2020 Jun 4. doi: 10.1111/cen.14260

こんな感じで，1 つ疑問に対する答えが出たと思ったら，次の疑問が湧いてくる…そうです．やっぱり，臨床のギモンに終わりはないのです．

2 OODAループをまわそう！

　皆さんの所属する施設では，PDCAサイクルを回せ！　ということを口うるさく（失礼！）言われませんでしょうか？　京都大学医学部附属病院でも，ISO 9001の認証を取得するためPDCAを回すことが重要視されています．もちろん，私もNICUを管理する立場ですので，ミスのない効率の良い病棟運営は重要ですので，PDCAサイクルの重要性は実感しています．

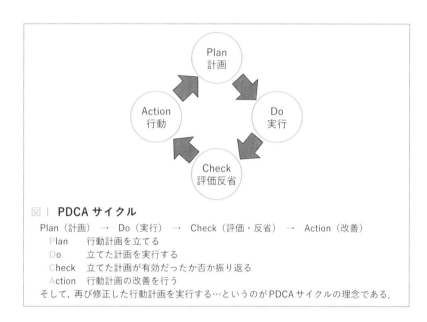

図｜ **PDCAサイクル**
Plan（計画）　→　Do（実行）　→　Check（評価・反省）　→　Action（改善）
　Plan　　　行動計画を立てる
　Do　　　　立てた計画を実行する
　Check　　立てた計画が有効だったか否か振り返る
　Action　　行動計画の改善を行う
そして，再び修正した行動計画を実行する…というのがPDCAサイクルの理念である．

　PDCAサイクルは，想定外のことが起こりにくい生産工場などにおいて生産計画を行い，継続してサイクルを回すことで品質を向上させるものとして，生まれました（図｜）．病院においても，医療ミスをなくすとか，感染対策を徹底させるといった分野においては，他の業種と同様にPDCAサイクルを回すことは重要です．

　しかし…医学研究など，未知の領域にチャレンジする…，確固たる行動計画が未知…，という分野では応用が難しいのも実情です．そこで，そんな局面の

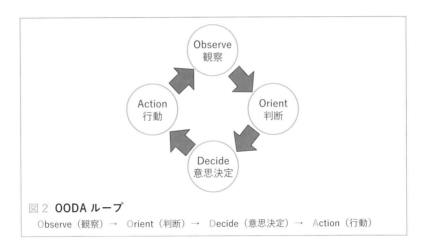

図2 **OODA ループ**
Observe（観察）→ Orient（判断）→ Decide（意思決定）→ Action（行動）

打開に役立つのが「OODAループ」です（図2）.

　PDCAは生産・品質の管理・向上を目的として作られたものですが，OODA ループは軍事行動に関する状況の打開を目指して，アメリカ空軍のジョン・ボイド氏が提唱したものです．OODAループは，刻一刻と変化する情勢の中で迅速性と柔軟性を備えた意思決定プロセスと評価され，先の読めない状況の対応に適していると言われています.

　OODAループについて，少し詳しく説明しましょう.

Observe（観察）
　初めに客観的な情報を収集します．このステップでは個人の考えは極力排除し，生の情報を得ることに努め，また意思決定の材料となるよう記録を残します．臨床研究で言うと，臨床情報を客観的に収集し，研究の材料となるように記録を残すステップです.

Orient（状況に対する適応・判断）
　Observe（観察）によって得た生の情報から，分析やこれまでの経験を通して，現在の情勢を整理します．臨床研究で言うと，診療情報を整理し，すでにわかっている客観的事実と照らし合わせ，現時点で解明されていない事実を整理するステップです.

Decide（意思決定）

Orient（状況に対する適応・判断）によって得た情勢の仮説に基づき，論理的な意思決定を行います．言い換えると，具体的にどのような行動を取るべきかといった方針を策定します．なお，複数の案がある場合には，どれかを選択します．臨床研究で言うと，診療情報から得た疑問から仮説を立て，それを検証する方策を見出すステップです．

Act（行動）

Decide（意思決定）によって決定された方針に従って実行，もしくは仮説が正しいかどうかの検証を行います．臨床研究を実行するステップです．

どうです？　OODAループの考え方が臨床研究に役立つこと，ご理解いただけたでしょうか？　臨床情報を集め（O），それを解析して（O），その病態を説明し得る仮説を立て（D），それを検証するための臨床研究を実施する（A）．OODAは臨床研究の方法そのものなのです．

実は，私がOODAループを知ったのは，それほど前のことではありません．ここに書いたような臨床研究の組み立ては以前から行っていたのですが，たまたまOODAループの記載をどこかで見かけ，「あれっ？　これって，いつもやっている臨床研究の組み立ての方法と同じやん！？」「やっぱり，この方法論に間違いはなかったんや！」と意を強くした次第です．

ぜひ，皆さんもOODAループをまわしてみませんか？

研究のデザインを決めよう

　臨床研究行う上で，「研究デザイン」を決めることは極めて重要です．ここ
では，その基礎についてお話しします．

　大きく分けると，研究は次の3つに分けられます．①実験的研究・②観察的
研究・③調査研究です．

　実験的研究は介入試験など，治療の効果を確かめるような研究デザインで，
通常，前向き研究です．ランダム化比較試験（RCT）がその代表ですが，RCT
を計画されるような臨床研究の専門家は本書のターゲットではありませんし，
私がそれにQualifyするものではありませんので，ここは割愛させていただきま
す．そこで，本書がターゲットとするのは残りの2つ，すなわち「観察研究」
と「調査研究」です．

　調査研究は，郵送・電話・インターネットなどを利用して，質問に対する回
答を集め，データの解析を行う研究です．学会での調査などがその代表例です．
私も，この手法で1本論文を書いたことがあるのですが，他人の褌で相撲を取
るような研究なので，あまり好きではありません．

　そこで，本書では「観察研究」に焦点を絞って話を進めたいと思います．

観察研究

　観察研究は，コホート研究・ケースコントロール研究・ケースシリーズ研究
といった研究を指すもので，介入は行わず，単に観察するものです．
　なお，「**介入を伴わない観察研究**」は「**臨床研究法（平成29年法律第16号）**」
でいうところの臨床研究には含まれません．観察研究も立派な臨床研究なので
すが，介入研究とは異なり，被験者に侵襲を負わせることがない（あるいは極
めて少ない）ため，多くの場合臨床研究法の対象外とされています．

コホート研究

　研究対象者を設定し，継時的にフォローアップすることで，有害事象や予後などのアウトカムの発症率を明らかにし，そのアウトカムに関連する因子を探索する研究です．コホート研究は，「前向きコホート研究」と「後ろ向きコホート研究」の2つに分かれます．

コホートとは？

　「コホート」という語は，ラテン語の「cohors」に由来する語で，「cohors」は数百人程度の戦闘集団を意味する用語だそうです．よって，「コホート研究」とは，研究対象の集団を定め，その集団について観察する研究という意味になるのです．

1）前向きコホート研究

　観察開始時点から一定期間，未来に向かって観察を行う研究です（図3）．アウトカムに関連し得る因子とアウトカムの時間的関係が推定できる有力な方法ですが，時間がかかる上に，発症頻度が低い場合には，相当数の対象患者数を集めないと結果が出ないなど，効率が悪い方法とも言えます．

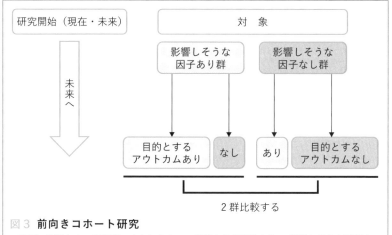

図3 **前向きコホート研究**

観察の開始から一定期間，未来に向かって観察を行う研究方法．影響しそうな因子を有する群 と 有さない群 の2群で，目的とするアウトカムの発症頻度を比較する研究である．
前向き研究のため，影響しそうな（検討したい）要因以外の要因をそろえて，その影響を排除しうるのが長所である．

この研究の例を図4に示します．

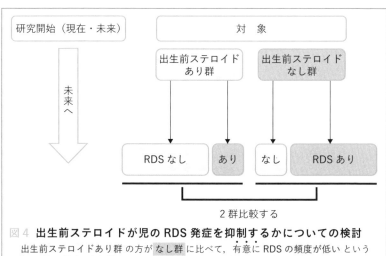

図4 **出生前ステロイドが児の RDS 発症を抑制するかについての検討**

出生前ステロイドあり群 の方が なし群 に比べて，有意に RDS の頻度が低い という結果が出た場合，出生前ステロイドが児の RDS の発症リスクを低下させるという結果が得られる．

　なお，2群の振り分けを無作為的に行えば，ランダム化比較試験となり，よりエビデンス・レベルの高い検討となりますが，出生前ステロイド投与のようにその有効性が確立しているものに関して，研究目的でランダムに振り分けるということは倫理的に許容されない，といった問題が生じます．

2）後ろ向きコホート研究

　前向きコホート同様に，時間軸に沿って研究対象者を観察するのですが，こちらは観察・アウトカムの測定がすでに終了しています．すなわち，後ろ向きコホート研究は，診療録の記載を手繰って，アウトカムに関連し得る因子の有無をチェックしていく研究です（図5）．

　研究にかかるコストや時間は，前向きコホートと比べて圧倒的に少なくて済むのですが，データの欠損などの不具合が結果に影響するため，エビデンス・レベルとしては1つ下に位置します．

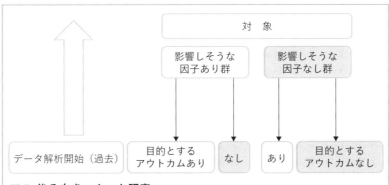

図5　**後ろ向きコホート研究**
　影響しそうな因子を有する群 と 有さない群 の2群で，目的とするアウトカムの発症頻度を比較する研究という点は前向きコホートと同じだが，過去の事象を診療録などから検索する研究という点が決定的に異なる．その他の因子による影響・データの欠損などによって，間違った研究結果が導き出されてしまうことがあるため，注意が必要である．

早産児晩期循環不全の発症リスクを求めるための後ろ向きコホートの例を図6に示します.

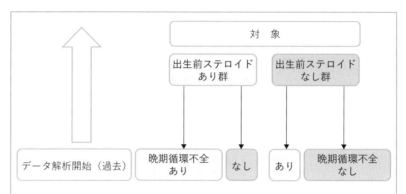

図6 **早産児晩期循環不全の発症と出生前ステロイドの関係に関する検討**

早産児晩期循環不全のリスク因子を想定し,カルテを繰って検索するといった研究で,一般の臨床医（注：私を含みます）が最も多く行っている研究と言えるだろう.

ただし,問題となるのは,この場合,出生前ステロイド以外に早産児晩期循環不全の発症に関わり得る因子の影響が排除できない点である.たとえば,人工呼吸器のモード・経腸栄養の進み具合・Na投与量などなど,晩期循環不全に影響しそうな因子は他にもたくさんある.この方法では,それらの影響を排除しない限り,純粋に出生前ステロイドが晩期循環不全の発症に及ぼす影響は検討できない.

そこで,たとえば,人工呼吸器のモードはIMV使用例に限るとか,Na投与量が5mEq/kg/日未満の症例は除外するとか…,除外基準を設けて,他の要因による影響をできる限り排除することもある.しかし,このように除外基準を設けてゆくと,対象症例数が少なくなりすぎて有意差が出なくなってしまうことが多々ある.

一方,このような他の要因の影響を排除するための統計方法が,多変量解析である.ただ,これもある程度以上の症例数（n数）がないと行えないため,それがこの方法の限界といえる.

ケースコントロール研究

疾患の罹患群（症例群）と非罹患群（対照群）に分けて，影響し得る因子を比較する後ろ向き研究です.

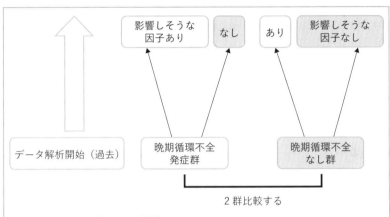

図7 ケースコントロール研究

目的とするアウトカムのある群＝疾患の罹患群（症例群）と目的とするアウトカムのない群＝非罹患群（対照群）を後方視的に解析し，影響しそうな因子を探していく手法.
たとえば，早産児晩期循環不全を発症した児（症例群）と発症しなかった児（対照群）に分けて，影響しそうな因子の有無をそれぞれ調べていくといった研究である．これも，一般臨床医のよくやる手法である．注意点は，後ろ向きコホート研究とほぼ同じ.

ケースシリーズ研究

疾患を有する症例のみを対象として，影響因子の有無などを調査し，疾患とその因子との関連を検討するもので，対照群との比較は行いません.

以上のような，研究デザインの中から，自分たちの疑問を解決するにはどの手法が妥当か？を最初に考える必要があるのです.

（補足）対象患者の選定がすべてを決める！

　　コホート研究の最も重要な点は，対象患者をどう設定するか？にあります．

　　たとえば，大規模データベースを後方視的に解析するといったコホート研究について考えてみましょう．超早産児の分娩様式と予後との関連を検討したスタディです．

　　経腟分娩で出生した児 vs. 帝王切開で出生した児両群で，3歳児の発達指数に差がなかった，という結論です．これをもって，超早産児の予後と娩出方法に差がないと言って良いのでしょうか？

　　私には，いくつか疑問があります．

　　経腟分娩で生まれた児の中には，両親は積極的な救命を希望しなかったが，経腟分娩で出生した際，元気に泣いたため，そこから治療を行うこととしたという「比較的元気な児」が多く含まれる軽症バイアスがなかったか？　死産が検討に入っていないが，経腟群に「死産」が多いといったことはないのか？

　　帝王切開で生まれた児には，胎児機能不全のために帝王切開を選んだ…すなわち，状態が悪いのを承知で，帝王切開を行ったという重症バイアスがなかったか？

　　つまり，経腟分娩か帝王切開かを選択する時点のバイアスが結果に大きく影響をしてしまうため，この研究の結果を持って，超早産児の予後と娩出方法に差がないと言うのは間違いなのです．

　　このように，対象の選択いかんによって結果は大きく変わってしまいます．ですから，対象患者の設定・群分けは極めて重要なのです．

4 研究を意識した診療をしよう

コホート研究にしても，ケースシリーズ研究にしても，最も重要なことは，行き当たりばったりの治療ではダメだ！ということです．

後方視的研究の場合，欠損データが多いと，精度の高い研究にはなりません．
前方視的研究の場合，治療方針が症例によって異なると，結果に影響し得る因子が増えてしまい，本来検討したい因子の関与があやふやになってしまうため，これも正しい結論が得られる研究にはなり得ません．

たとえば，動脈管開存症の管理を例にとると…
- どういう臨床所見・検査所見が出現したら，薬物療法を開始する！
- どうなったら，外科的治療に踏み切る！

といった決まりを作っておかなければなりません．
外科的治療を要する動脈管開存症の頻度の年次推移を見ようと思っても，手術適応が違うと，何を比較しているのか意味がわからなくなってしまうのです．

いやもっと言えば，
- 日齢〇にはどのような検査をする！
- 日齢△にはどのような検査をする！

とかいったことについて，自施設の決まり事を作り，それに沿った診療をしていない限り，後方視的に診るにしても，前方視的に診るにしても，症例ごとの比較ができないのです．

「主治医判断で…」とよく言われます．もちろん，個々の医師の判断が重要な局面があるのは否定しませんが，ある程度，施設としての方針の下で治療に当たらないと，決して良い診療成績は得られませんし，ましてや研究なんて，できるはずがないのです．

我々の施設（＝京都大学NICU）では…
極低出生体重児は…　日齢〇には，△□の検査を提出し，どういう結果が出たら，治療介入する…　といった方針をかなり細かく決めています．

たとえば，甲状腺機能検査は日齢14で行い，TSH≧15mIU/Lであれば，レボチロキシン（LT4）を5μg/kg/日（分1）で投与開始する…といった具合です．もちろん，確固としたエビデンスがなく，暫定的に決めた方針も少なからず存在します．そんな場合はOODAループを回すのです．

　すなわち，〇〇といった方針に沿って診療していた時期と，△△という風に方針転換した時期での診療成績を比べて，どちらの方がより良い診療成績が得られているか？を検討します．

　これは，臨床研究として報告できるものになるかもしれませんし，もしそうでなくても診療の質の向上に役立つことは間違いありません．

　なお，この決まり事（＝診療指針）は，あくまで個々の患者さんの診療に必要な検査・治療の適応・判断を決めておくというものです．もちろん，臨床上必要な検査であっても，それを研究に使用する場合には，倫理審査が欠かせません．しかし，施設によっては，診療上必要なデータを収集し，検討することをオプトアウトで承認する仕組みを作っている場合がありますので，事前に体制を整えておくことが重要です．

　一方，診療上必要という範囲を超えて，研究のために検体を採取し，検査をするという場合には，より厳密な倫理審査が欠かせません．その審査基準などは施設によって異なりますが，研究計画をしっかり定めて倫理審査を通しておくことが研究のための必須条件となるのです．

　臨床研究をしようと思ったら，あらかじめ，そのことを肝に銘じて診療にあたる態度が必要です．言い換えれば，常に「研究を意識した診療をする」ことが求められるのです．

chapter
2

論文を書き始める前に，
査読者の気持ちを知ろう！

chapter 2

論文を書き始める前に，査読者の気持ちを知ろう！

　論文が載るか？　掲載不可とされるか？　これは，編集者（Editor）と査読者（Reviewer）の判断に，すべて掛かっています．編集者は雑誌のホームページにも公開されており，その分野の有力者であることは疑いがありませんが，編集者は必ずしも，投稿されてきた論文の専門家（Expert）とは限りません．そこで，投稿されてきた論文の採用・不採用に最も大きく関わっているのが査読者と言うことになります．

　では，査読者って，一体どうやって選んでいるのでしょうか？　おそらく，これまで何本か英語の論文を書いている筆者（Author），その専門分野が登録されているのでしょう．これまで私の元にも，Scientific Reports, Pediatric Research, The Journal of Pediatrics, European Journal of Pediatrics, The Journal of Clinical Endocrinology and Metabolism, Acta Paediatrica, Journal of Pediatric Endocrinology & Metabolism, Journal of Developmental Origins of Health and Disease, Journal of Perinatology, BMC Pediatrics, Minerva Paediatrica …といった欧文誌から，Pediatrics International, Endocrine Journal, Journal of Obstetrics and Gynecology, Brain & Development, Modern Rheumatology Case Reports …といった日本の英文誌まで，数多くのReviewの依頼がやってきました．もちろん日本小児科学会誌，日本周産期新生児学会誌，日本新生児成育医学会誌など，日本の学会誌（和文誌）からも査読依頼はやってきます．

　これらに共通するのは…
　"Invitation to review ○○"といった書き始めで，唐突にメールが送られてくることです．そして，雑誌によって多少異なりますが，大抵2〜3週間以内に査読結果をよこせ！　というものです．正直，査読をすることに実質的なメ

リットは何もありません．金銭的なメリットはもちろん，査読したからその雑誌にAcceptしてもらいやすくなるわけでもないのです．

　では，査読者はなぜ査読なんてものを引き受けるのでしょうか？　これは人によって異なるでしょうから，他の人に当てはまるか否かわかりませんが，私の場合30％くらいは義務感からです．医学雑誌は臨床医学を実践する上でも極めて重要なツールです．このため，医学雑誌の成立に大きく関わる査読という作業に協力することは，これを利用しているものの義務だという気持ちです．

　しかし，忙しいさなか，突然降ってくる期限付きの仕事です．特に，英文誌の査読となると，もちろん英語を読まなければなりませんし，その上，英語で論評を書かねばならないのです．私にとって，決してハードルの低い仕事ではありません．それなのに，なぜ引き受けるのか？

　それは好奇心です．そう70％は好奇心から引き受けているのです．まだ世に出る前の論文を読んでみたい…他の人が知らない真新しい知見に触れることができるかもしれない！　そんな好奇心から引き受けてしまうのです．

　で…，一読してみることになるのですが，中にはワクワクして時間を忘れて一気に読んでしまう投稿原稿にあたることもあります．Review Articleの査読などは，大変な労力を要求され，読み終わった際にはどっと疲れが出てきますが，それでも「勉強になった〜」と充実感を感じることもあります．

　一方，「バカヤロー！」「なんでこんなくだらない論文に大切な時間を割かなければならないのだ！」「貴重な時間を返せ！」という気持ちになることも少なくないのです．

　さて，査読者の気持ちになって，投稿原稿をパーツに分けて見ていきましょう．査読者は一体どんな思いで査読論文を読んでいくのでしょうか？　とは言え，私以外のヒトが，どうやって査読論文を読んでいるか？　実は他人から教わったことはありません．

　ですので，あくまで，私のやり方ですが…

先ほど，査読依頼はメールで来ると書きましたが，そのメールには「Title」「Authors」「Abstract」の情報があるのみで，この情報から，査読を引き受けるか？　断るか？の判断を迫られるわけです．

なお，Authors（著者名）に関しては，その情報を与えてくる雑誌と，そうでない雑誌があるので，一概には言えません．本書では，TitleとAbstractのみが知らされてきた場合について，書き進めます．

まずは，いかに査読を引き受けさせるか？　言い換えれば，どうすれば，査読者に興味を持ってもらえるか？を考える必要があります．別に最初の査読候補者に断られたって，次の人が査読してくれたら一緒と思われるかもしれませんが，そうではないのです．

最初の候補者が断るような論文は，査読者にとって魅力に乏しい論文なので，次の候補者も断る確率が高いのです．すると，次々と査読候補者から断られ，編集者は査読者探しに難航することになってしまいます．当然，この論文は「査読者のつかない程度のダメ論文」という烙印が押されてしまうことになります．

Citation Index（CI）あるいはImpact Factor (IF)という言葉を聞かれたことがあると思いますが，これはその論文が引用される回数から導かれる数値で，CIやIFが高いほど良い雑誌というランク付けに使われる重要な数値です．すなわち，編集者が雑誌に載せたい論文は，数多く引用されるような論文であり，多くの読者の関心を集める論文なのです．

そう考えると，なかなか査読のつかないような原稿を誰が掲載したいと思うでしょうか？　つまり，査読者に食いついてもらえないような投稿論文はその時点で敗北が見えているのです．

そうなると，査読候補者が査読を引き受ける判断となるTitleとAbstractが

重要な意味を持つことは容易に想像がつくでしょう．まずはTitleです．

　そこで，Titleが読み手の興味をそそるか否か？は極めて重要なポイントとなります．繰り返しになりますが，査読者は最初にTitleを見るのです．もし，Titleを見て興味がわかなければ，この時点で今回は遠慮させてもらおう…ということになりかねないのです．

　そこで，週刊誌の吊り広告ではありませんが，Titleには読者を引き付ける内容がギュッと擬縮されていることが必要なのです．もちろん，誇大広告で，Abstractを読むとすぐに見破られるような嘘ではダメですが…

　繰り返しになりますが，重要なのは，Titleに魅力がなければ，だれも読んでくれないし，査読者も興味を持ってくれないということです．論文は「読んでもらってなんぼ…」なのです．

査読者がみる
POINT

- **論文を読みたくなるようなTitleか？**
- **論文の内容を的確に反映するようなTitleか？**

要約・抄録（Abstract）

　Titleに次いで重要なのは，当然 Abstractです．繰り返しになりますが，査読者は Abstractを読んで，その論文の査読を受けるか？　それとも断るか？を判断するのです．

　実際，皆さんも経験があるでしょう．PubMedなどで論文を探すときに，Abstractを読んで興味が湧けば，ダウンロードして Full Paperを読みたくなりますが，Abstractに自分が求めている内容がなかったらスルーしてしまい，二度とその論文に目を通すことはありません．

　そこで，査読者に興味を持ってもらう Abstractでなければ，Accept されるどころか査読も受けてもらえないのです．

　その上，もう 1つ重要なことは，どの雑誌でも Abstractに関する投稿規定が非常に細かく決まっていることです．これを逸脱していると，事務的に Reject されてしまい，査読者の元にすら回してもらえません．そこで，投稿規定を順守した上で，必要事項を要領よく書けているか？が問われるのです．当然ながら，文字数やFormatが守られていないようでは話になりません．

　1語でも超過しているようなら，この筆者は，文字数を守るといった程度の能力もない二流以下の筆者だという烙印が押されてしまうと覚悟すべきです．

　さて，投稿規定ですが，
「Background」「Methods」「Results」「Conclusion」とか，「Objective」「Context」「Design」「Patients」「Measurement」「Results」「Conclusion」とか…，雑誌によって異なります．

　また，同じようなものですが，Abstractと呼ぶ雑誌もあれば，Summaryと呼ぶ雑誌もあります．とにかく，投稿先の雑誌の規定に沿うことが大原則です．

```
┌─────────┐     ┌─────────────┐     ┌──────┐     ┌──────────────┐
│ 研究の背景 │ →  │ 適切な方法    │  →  │ 結果 │  →  │ 結論（意義）  │
│ ・目的    │     │（研究デザイン）│     └──────┘     └──────────────┘
└─────────┘     └─────────────┘
```

　これらの内容を，与えられた投稿規定・文字数にきちんと落とし込んだ Abstract を書くことです．

…ということで，Title, Abstract に興味が湧いたときに，査読を引き受けてしまう…，ということになるのです．

　「査読を引き受ける」と返事をすると，即，メールが返ってきて，すべての投稿原稿をダウンロードすることになります．ここで初めて，Full Paper と対面するわけです．14日（あるいは21日）以内に査読結果を送るようにとの命令と共に…

査読者がみる POINT	● Abstract は投稿規定に沿っていて，的確に必要事項が書き込まれているか？ ● Abstract には，論文を読みたくなるような要素が提示されているか？

3 結果（Results）

　ここから先は，査読者によって多少違うかもしれませんが，あくまで私のパターンを書かせていただくと…　すでにTitle，Abstractは読んだ後なので，次に読むのはResultsです．その中でも，最初に読む（見る？）のは，Table，Figureの類いです．

　皆さんも，読書会などで論文を紹介するとき，Figure，Table を提示し，その内容だけを解説することってありますよね？　これは，医学論文のResultsの重要な点はすべてFigure，Tableに集約することになっているからです．裏を返せば，Figure，Table の内容をしっかり読み取れば，その論文で筆者が言いたいことがわかるのです．少なくとも，査読者はそう思って，Figure，Table を見ます．

　ですので，Figure，Tableを見て，面白い！と思わせる部分がないと，まずAcceptされることはありません．Figure，Table に訴えかけるものがあるかないか？　この時点で，この論文の合否判定の7～8割は決まってしまうと言っても過言ではないのです．

　興味深い結果があれば，査読者も「では，方法論がしっかりしているか，チェックしよう」と思って，Methodsに進んでいってくれます．
　逆に言うと，Figure，Tableが面白くなければ，査読者の気持ちは一気にRejectに傾いてしまいます．そうなると，後は粗探しモードです．論文のダメなところをチェックして，ダメ出しポイントを決めていくことになるのです．

　さて，査読者のResultsに書く内容です．

　臨床研究の場合，対象患者のProfileのTableが最初にくることが多いです．そして，それに引き続き本当の意味でのResultsのTableあるいはFigureが連なります．

　Tableの脚注には，略語の説明，*印の意味など補足情報のみを書き，Tableの内容は本文中に書くのが普通です．査読者はたいてい端折って読みますので，本文中に（Table1）といった場所指定をして，そこに簡潔にTableの結果を説明することが重要です．

　一方，Figureの脚注はFigure Legendsといって，図の説明を文章で書くことになっているので，図を見ながらFigure Legendsを読めば，その論文の結論がわかるはずです．

　Tableの方が適しているのか？　それともFigureが適しているのか？はケースバイケースですが，いずれにせよ，わかりやすいのが一番大切です．何せ，査読者は忙しいのです．細かく読んだらちゃんと書いているのに…なんて考えは通用しません．

　Figure, Tableを見れば，本文なんて飛ばし読みしても，訴えたいことが通じるように，図表を作り上げることがAcceptへの近道なのです．

査読者がみる
POINT

- Resultsには興味深い結果が書かれているか？
- Resultsの内容がTable, Figureに一目でわかるように提示されているか？

4 方法（Methods）

Resultsの次に読むのはMethodsです．

　結果が面白いことが論文の最も重要な点であることは繰り返し書いてきた通りですが，その結果が正しい方法に基づいて行われたものでなければ，評価に値しないことは当然です．

　そこで，査読者はMethodsの記載には特に注意を払います．ただ，投稿論文には通常，以下の情報が整然と書かれているので，それをチェックしていくのはさほど骨の折れる仕事ではありません．

- **その研究のデザインは？**
  - ▷ 前向き研究か？　後ろ向き研究か？
  - ▷ 単施設の研究か？　多施設共同研究か？

- **Subjects（対象患者）の選択基準は？**
  - ▷ Inclusion criteria, Exclusion criteria が妥当で，恣意的なものではないか？
  - ▷ この研究の目的に適合した対象か？

- **Outcome（結果）を得るための適切な検討方法がとられているか？**
  - ▷ 検査機器の特性・限界，検査法の精度など，Outcomeを議論できるレベルか？

- **倫理的に問題はないか？**
  - ▷ 倫理委員会の承認を得ているか？
  - ▷ たとえ承認を得ているとしても，それは現在の国際常識に照らしても問題のないレベルか？

- **統計の方法は適切か？**

　査読者が，以上の項目をチェックし，妥当と判断すれば，ここはクリアです．

　で，逆に言うと，Methodsにこれらの情報がない，あるいは，これらのチェックポイントに問題があると判断されれば，「これでは，この検討は，○○○誌に載せる価値はない」と判断されてしまうのです．

査読者がみる POINT	● Methodsに適切な情報が記載されているか？ ● とりわけ，目的とする結果を得るための適切な「検討方法」が記されているか？

5 序文・導入（Introduction）

　次に Introduction を読むか？　Discussion を読むか？

　これは査読者の好みによるのかもしれません．私の場合は，先に Introduction を読むことが多いので，それに沿って書き進めます．

　Introduction を Background と称する雑誌もありますが，大きな違いはありませんので，ここでは Introduction とします．さて，Introduction ですが，これは著者の能力を図る最も良い指標になる重要なパーツです．

　この論文が関わっている分野のことをどれだけきちんと理解しているか？特に，これまでのその分野の知見の流れを把握し，今回の検討がその中で，どのような位置にあるか？をちゃんと理解しているかが問われるわけです．また，なぜ，今回この検討をしようと考えたのか？といった問題意識も問われます．ですので，Introduction が適切に書けていないようでは，「こいつはあまりわかっていない…」という烙印を押されてしまっても仕方ないのです．

　また，もう 1 つ大切なことは，「この分野の○○に未解決の問題があり，それを解決するための仮説が△△です．そこで，その仮説を証明するために，今回◇◇という方法で検討しました」，こういうことがきちんと書いてあると，査読者としては，この論文の意図がすっと頭に入ってきます．

　先ほど，この論文が関わっている分野のことをどれだけきちんと理解しているか？と書きましたが，それを測る尺度の 1 つに，引用文献（Reference）があります．重要な文献が引用されていないと，勉強不足と見なされても反論の余地はありません．

　Introduction，恐るべし，です．

査読者がみる POINT	● 投稿者は，その分野について十分な知識があり，問題点を理解しているか？
	● この論文で取り上げる問題点・それに対する仮説・それを検証するための的確な方法が提示されているか？

6 考察（Discussion）

　最後は考察（Discussion）です．Results に基づき，その意義を高らかに謳うパートです．

　もちろん，論文の価値を認めてもらうためには，その意義を最大限示すことが重要です．ただし，論理が飛躍してはいけません．「この結果から，なぜそこまで大きなことが言えるの？」と首をかしげたくなるような論文，すなわち，あまりに拡大解釈が目立つ論文は，信用できないといった印象を持たれてしまいます．

　Results は面白いと思ったけれど，こんなに飛躍した解釈をするようでは？？？といった気になり，査読者の気持ちは一気に Reject モードに入っていってしまいます．そこで，飛躍しすぎないこと，拡大解釈に過ぎないことを常に意識して，論理的にかつ謙虚に書き進める態度が重要です．

　もう1つ重要なことは，主張したいことを1つに絞ることです．2つも3つも主張されていると，結局何を言いたいのかよくわからない…という残念な結果になってしまいがちです．

　また，自分の弱点をきちんと把握しているか？もチェックポイントとなり得ます．

　臨床論文では，反論できない弱点も通常いくつかあるものです．たとえば，検討症例数が少ない…，後方視的検討である…，といったスタディデザインそのものの弱点など，どうすることもできない弱点です．これらは，最初からLimitation として挙げて，先に白旗を上げておくのが常道です．そうされると，査読する側としては，叩きづらくなるものです．

　最後になりますが，私が Discussion で最も重要視しているのは，Introduction と Discussion がちゃんと呼応しているか？という点です．これに関しては，「臨床論文を書こう！（第3章）」で詳しく説明することにします．

- Resultsに記された内容を，論理的に展開し，その意義を主張できているか？
- 論理的な記述で，過度な飛躍・拡大解釈がないか？
- 論文で訴えたい主張が明確か？

まとめ（査読者の心をつかむには？）

　さて，ここまで読んでいただいて，査読者の気持ち，おわかりいただけたでしょうか？　そこで，査読者目線で見て，ダメな論文の典型例をいくつか書きます．

訴えかける主張がない，あるいは，はっきりしない論文

　このパターン，学会発表でよく見かけるパターンですが，最後まで聞いてみても「で…，一体何が言いたいの？」という発表です．

　繰り返しになりますが，学術論文として発表する以上「へぇ，そうなんや！」「こんなこと知らなかった！」という「新知見」，あるいは「これまで，薄々そんな気はしていたけど，やっぱりそうなんや！」という「必ずしも新しくはないが，初めて科学的根拠を持って示された」なんてことがないとダメです．これがない論文は読む価値がないのです．すなわち，Accept される価値がないのです．

　よくあるのが，「たまたま○○という測定器があったので，片っ端から計測してみたらこんな結果が出たんです．えっ！？　これって，ちょっと面白いと思いません？　うん，絶対面白いし，きっと論文になると思って，書いてみました！」こういう問題意識もなく，とったデータの寄せ集め…的な論文です．こういうのはどうしようもないわけです．

方法論が明らかに間違っている論文

　これもよくあるパターンですが，解決すべき仮説を証明する方法が明らかに不適切な場合です．極端な例をいくつか挙げると…

Example ①

　インフルエンザに効くか否か，A剤とB剤を比較する臨床研究を立てるとき，発症後2週間での有熱者の有無をアウトカムにしたら… 当然，A剤を使用してもB剤を使用しても，加えて無治療でも，通常，皆，解熱しているからアウトカムに差なんて出ませんよね？

　この検討をもって，B剤はA剤と同等の効果があるとか，B剤はA剤同様効果がない，なんて結論するのは，方法論が間違っているとしか言いようがないのです.

Example ②

　母乳栄養児と人工乳栄養児の3歳時点の発達指数を比較するスタディの場合，早産児か正期産児か？ 家計の収入・親の学歴に両群間で差がないか？ 慢性疾患を持っていて，頻回に入退院を繰り返しているような児が含まれていないか？など，他に発達に影響し得る因子に差がないような2群間で検討していなければ，本当に栄養法の違いが発達に影響しているのか，検討なんてできないわけです.

　査読者は時間に制約のある中，せっかく査読しているのだから，価値のある論文をAcceptしたい…というのが本音です.

　そこで，Acceptされるための重要ポイントを一言ずつで書くと…
　1）興味をそそられる　Title
　2）内容を正確に伝える　Abstract
　3）わかりやすく，インパクトのある　Results
　4）適切な　Methods
　5）適切な知識に裏付けされ，問題意識のはっきりとした　Introduction
　6）論理的で，過度な飛躍のない　Discussion
　7）適切な引用文献
にあるのです.

　それでは，これから，これらの要素を兼ね備えた投稿原稿を書くためのノウハウを解説していきます.

chapter

3 臨床論文を書こう！

臨床論文を書こう！

それでは，いよいよ論文を書き始めるのですが，まさか貴方はTitle → Abstract → Introduction…，なんて順番に書き始めようとしていないでしょうね？　そんな順番に沿って書こうとしたら，最後まで行きつくことなくお蔵入りすること，まず間違いなしです．

なぜなら，Abstractの決められた字数制限に収まるように，簡潔にまとめて書く，なんていうのは，論文の書き始めの段階では至難の業であることが多いし，Introductionは何を書いたら良いか良くわからないし…ということで，大抵このあたりで挫折してしまうのです．

そこで私は，論文を書く場合，次の順番で書き進めることを勧めています．

1）Results
2）Methods
3）Discussion
4）Introduction
5）Abstract
6）Title
7）……

なぜ，この順番で書くのかについては，これから各論で順次説明していきます．

1 Resultsから書き始める

　これまでも繰り返し書いてきましたが，何といっても論文のメインはここです．フルコース料理でいえばメインディッシュに相当するパートです．前菜がいくら豪華でも，デザートがいくらボリューム豊かでも，メインディッシュがショボかったら，そんな店，二度と行きたくならないのが普通ですよね．

　論文も同じです．メインとなるResultsがショボかったら，絶対に査読者が満足することはありません．つまり，Resultsが大したことのない論文がAcceptされることなんてことはないのです．そこで，まずResultsから書き始め，ここのqualityを満足のいくレベルに持っていって初めて，次に書き進むべきなのです．

　では，Resultsのどこから書き始めるか？ですが，最初にFigure，Tableを作ることをお勧めします．これも繰り返しになりますが，査読者・読者が最初に見るのはFigureとTableです．ここに，全精力を注いで，今回の検討結果をいかに上手く訴えるかが，勝負の分かれ目なのです．

　Figureの良い点は視覚に訴えやすい点です．わかりやすい図が描ければ，主張したいことをストレートに訴えることができるでしょう．また，Figure Legendといって，図の説明を文章で書き添えることができるため，説得力を持たせることも比較的容易です．ただし，情報量の少ないFigure，わかりにくいFigureはかえって評価を下げることになってしまうので注意が必要です．

　次にTableですが，これは情報量を多く盛り込める点が最大の利点です．本文にダラダラと書いていたら，頭に入ってきにくいデータも，Tableになっていることで，スッキリと頭の中に入ってくることは，よく経験されると思います．査読者が一読してわかりにくいとき，「わかってやろう」と思って繰り返して読んでくれるか？　それとも，「こんなわかりにくいResults，どうせ大したこと書いていないに違いないのだからRejectしてやれ」と思うか？　どちらだと思いますか？　普通は後者です．

だから，必要な情報がスッキリと頭の中に入ってくるようなTableを作ることが重要なのです．ここで，Tableを作る際のお作法を少し説明しておきます．

　Tableは横線のみ引くのが常識で，縦線を用いてはいけません．これは，私が初めて英語論文を書いたときに教わったことですので，何十年も前からのしきたりです．

　日本語の論文では，時折，縦線を見ることはありますが，確かに欧文誌では見ることがありません．縦線があった方が，隣の数値と紛れることがなくて良いのでは？という意見にやぶさかではないですが，郷に入っては郷に従え…の言葉通り，逆らってRejectされるよりは，縦線を引かない習慣になれるのが良いと思います．

　もう1つ，FigureとTableの大きな違いがあります．Figure Legend（図の脚注）には図の説明を書きますが，Table Legend（表の脚注）には表の説明（意味するところ）は書きません．書くのは，表の中で使用している略語の説明，（*）などの記号の意味するところ（有意差がある場合などによく使います）など，補足的な説明のみです．表の説明はあくまで，本文中に書くのが普通なので，これは覚えておいてください．

　なお，この段階では，重要なデータはすべてFigureかTableに描きましょう．Figure, Tableの数には制限があることも多く，すべてが日の目を見るわけではありませんが，一度Figure, Tableに描くことで，頭の中が整理され，何が重要か？　どう表現したら，重要点がうまく伝わるか？が見えてくるものです．

TABLE 4 Results of TRH stimulation tests in the two groups of neonates

	Complete ($n = 18$)	Incomplete ($n = 27$)	P
TSH_{30} (mIU/L)	22.3 (18.85–32.44)	33.8 (26.78–42.89)	0.046
$TSH_{30} > 35$, n (%)	5 (17)	12 (44)	0.053

TSH_{30}, serum TSH level at 30 min after TRH stimulation. Data are expressed as medians and interquartile ranges or numbers and percentages.

$TSH_{30} > 35$, the incidence of subjects who showed an exaggerated response higher than 35 mIU/L at 30 minutes after TRH stimulation.

図 8　**Table の 1 例**（文献 53）
　横線だけで，縦線なし．表の中で用いた記号の説明を脚注に書き添えている．

　この時点で，この論文の最も重要なResultsは何か，すなわちPrimary Outcomeとなるデータはどれにするか？　Secondary以降のOutcomeはどれか？をもう一度明確にします．研究の立案段階で，これは強く意識しておくべきものですが，最も重要な事柄ですので，ここがブレないように意識づけることが重要です．

　研究の目的→Primary Outcome，ここが論文の本筋です．そのことを再確認して，副次的なデータをどう扱うかを練る必要があります．論旨が散漫になってしまうような副次的なデータは，削除して，別の論文にする…，本論文の結論を補佐するデータであれば，Secondary Outcomeとして残すなどの判断です．

ResultとOutcomeの違い

　ResultもOutcomeも，どちらも日本語に訳すと「結果」です．そのため，あまり意識せずに使っていることが多いと思いますが，医学論文の中で使用する場合は，使い分けが必要です．

- Resultは，原因→結果，すなわち，因果関係を意識した「結果」
- Outcomeは，因果関係を意識していない「結果」

Outcome の定め方

Outcome をどう定めるか？は，研究デザインを考える時点で熟慮することです．今更ですが，重要なポイントなので，改めて注意を喚起します．

たとえば，「ステロイド投与の有無」「ステロイド投与量」「動脈管開存症の有無」「低血糖の頻度」などは，しばしば見かける Outcome です．これらを Outcome とするには，これらの言葉の定義がしっかりしていることが大前提となります．

ステロイド投与基準やステロイド使用量が主治医判断による…なんて場合，これは決して，科学的な Outcome にはなり得ません．これを医学雑誌に Accept され得る Outcome にするには，「我々の施設では，○○▲▲という診断基準に達した場合に，ステロイドを○×mg/kg/日で投与開始し…」といった診療指針を明示することが重要なのです．

動脈管開存症・低血糖などの場合も，その定義を明示することで初めて，Outcome となり得るのです．

もし論文作成を指導してくれる上司がいるならば，このあたりで一度，意見を求めましょう．作成した Figure, Table を基にこれから書き進めようとしている論文の「結果」をプレゼンし，意見を求めるのです．このステップが最も重要であり，ここをおろそかにして書き始めても，結局一から書き直し，なんてことになりがちだからです．

そして，いよいよ Figure, Table がある程度完成したら，Results の本文を書いていきます．他の項目にも共通することですが，最初は箇条書きで構いません．もし，どうしてもうまく英語で書き表せない場合は，日本語とのチャンポンでも構いません．もちろん，接続詞なんてこの段階では考える必要はありませんので，内容重視で書き進んでください．

Resultsが大体書けたら，もう一度，論文作成を指導してくれる上司に見せて，内容についてチェックを受けます．京都大学のNICUでは，ここで数回のやり取りをすることが普通です．ここでの議論のキャッチボールを通して，この論文で主張しようとしていることが，より明確化してくることも少なくありません．くれぐれもこのステップを大切にしてください．

Resultsが決まると，この論文がどの程度価値のあるものか？が見えてきます．そもそも英文で書くだけの値打ちがあるのか？　書いたとしてAcceptされるチャンスがありそうか？なんてことを判断するのです．場合によっては，この内容では英文誌にするのは難しいので，和文誌・学会誌にしようか？なんて方向転換することも致し方ありません．

一方で，これなら，そこそこ良い雑誌（CIの高い雑誌）が狙えるかも？といったことが見えてくる場合もあります．そんな気持ちになれたらシメタもの，書きあげるモチベーションが一気に高まってくることになるのです．

雑誌選び（投稿先選び）

せっかく，投稿しても採用されなければ何にもなりません．そういう意味でも，投稿先選びは重要です．

もちろん，Citation Index（CI）の高い一流誌に掲載できたら，それに越したことはありません．所詮，採用されるかいないか（Acceptされるか否か）は，査読者次第…的なところがあります．査読者が気に入ってくれたらAcceptされるし，気に入られなかったらRejectされてしまうのです．

私の経験でも，最初投稿した雑誌では，ボロクソ書かれてRejectされたけれど，次に投稿したところでは結構ベタ褒めでAcceptされ，その上，後者の方がCIが高い…なんてことも，（決して多くはありませんが）ありました．

そこで，CIの高いところから順に出せば良い，という意見もあります
が，私はあまりそういう考えはお勧めしません．というのは，やはり一度
Rejectされると，特に査読者にボロクソに貶されると，結構へこみます．
「ダメ元」なんて言いながらも，やっぱり期待してしまうものなので，実
際にRejectされてしまうと，少なくとも数日〜数週間は鬱になり
ます．

　ということで，自分の論文のインパクト，あるいは身の程をある程度冷
静に判断することも重要かと思います．

　たとえば，Randomized Control Study（RCT）でないとほとんど載らな
い雑誌，症例数も数百規模でないと載らない雑誌，少なくとも前向き研究
でないと載らない雑誌…なんていうものも少なくありません．自分の研究
のデザイン，対象の数（＝症例数）を考えて，チャンスのある雑誌という
のは決まってきます．その中で，どこを狙うか？を決めていくことになり
ます．

　ただし，せっかく英文で投稿するなら，PubMedで検索できる雑誌には
投稿したいところです．前にも書きましたが…「論文は読んでもらってな
んぼ！」です．PubMedで検索して引っかかる場合には，世界中の人が読
んでくれる可能性があるわけです．

　なお，日本小児科学会の英文誌「Pediatrics International」もPubMed
で検索できます！

　100％完成しなくても構いません．70〜80％程度Resultsが書けたら，Meth-
odsの項に移りましょう．

Results

Profiles of the Subjects

Primary Outcome

Secondary Outcome

Results の構成（まとめ）

- 対象患者の Profile（対象患者の背景因子・属性）
- Primary Outcome（主たる結果）
- Secondary Outcome（副次的な結果）

2019 Journal Impact Factor

　自分が専門とする領域の医学雑誌の Impact factor（IF）は大体，頭に入れておくことが望ましいでしょう.

　「新生児」といった医師数の少ない専門分野の雑誌はIFが低く，「小児」になると読者層が広がるとともに，IFも高くなる傾向にあります.

　また，診療科ではなく，「内分泌」のような領域別の雑誌の方が，読者層が広くなる分IFが高くなるため，幅広い読者をターゲットに論文を書き，投稿するのもアリだと思います.

新生児

Archives of Disease in Childhood -Fetal and Neonatal Ed.	5.436
Neonatology	2.742
Journal of Perinatology	1.976
American Journal of Perinatology	1.474

小児科

Pediatrics	5.359
Archives of Disease in Childhood	3.041
Pediatric Research	2.747
Acta Paediatrica	2.111
European Journal of Pediatrics	2.305
Pediatrics International	1.139

内分泌

The Journal of Clinical Endocrinology & Metabolism	5.399
Clinical Endocrinology	3.380
Endocrine	3.235
Endocrine Journal	1.952
Journal of Pediatric Endocrinology and Metabolism	1.278

2 Methodsを書く

Methodsに書くべき内容に沿って話を進めましょう．査読者のチェック項目に書いたことを順番に書いていくのです．

研究のデザインをしっかりと書く

詳しくは，第1章「臨床研究をしよう！」の項に書いた通りですが，Methodsの項では，今回行った研究が，RCTなのか？介入のない観察研究なのか？また，前向き研究なのか？後ろ向き研究なのか？を明確化することが重要です．

研究デザインがはっきりしないような論文だと，読む方は「一体，何をやっているんだろう？」と訝しく思うものです．

患者の選択方法を明示する

臨床研究の場合，対象患者（Subjects）の選択が非常に重要です．これが生命線と言っても過言ではありません．そこで，Inclusion criteria（選択基準），Exclusion criteria（除外基準）を明確に記載することが大切で，恣意的な患者選択になっていないか？に細心の注意を払う必要があります．

たとえば，研究期間に1,000人の児が出生している施設で，100人だけが検査対象となっている場合，なぜ900人もの患者が除外されているのか？　この選択は恣意的ではないのか？と誰もが思いますよね．こんな場合，たとえば1,000人の出産があっても，900人が正期産児で，100人が早産児だったら，早産児を対象とする研究であれば，何の恣意的な操作がないことは明らかです．余計な不信感を持たれないためにも，選択基準・除外基準を明瞭に書くことが重要です．

実際の論文では，もう少し複雑なInclusion/Exclusion criteriaが存在する場合が少なくありません．そんな場合にはそれをフローチャートとして描いてみることをお勧めします（図9）．こういうチャートを描くことで，自分の頭の中

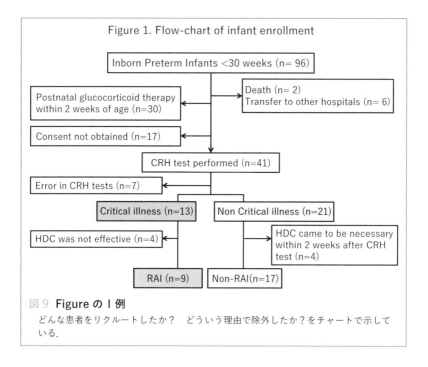

図9 **Figure の 1 例**
どんな患者をリクルートしたか？　どういう理由で除外したか？をチャートで示している．

がより整理され，研究の対象選択に矛盾のない記載が可能になるのです．

検討方法を記載する

　目的とする Outcome を得るために適切な方法がとることは極めて重要ですので，この記載に疑念を持たれぬよう，慎重に書きます．ただ，他の先行研究がある場合には，その書き方に準じるところから入るのが近道です．検査の方法，検査の精度，機器名称など同じ分野の論文を参考に書きましょう．

　ただし，他の論文から，そっくりそのままコピー＆ペーストするのは厳禁です．盗用防止ソフトなるものが使用されていることも多いので，他の論文からコピー＆ペーストしているのがバレたら，それだけでレッドカード（一発退場）を食らってしまいます．

統計解析方法を記載する

　ここも，同様の手法で統計解析している論文を参考にするのが近道です．くれぐれも，盗用と疑われないように…．

倫理委員会の承認を得ていることを記載する

　ここも，同様です．

　なお，症例報告で，倫理委員会の審査の対象外である場合には，両親の同意を得ていることなど，きちんと書くことが大切です．これがないと，通常，査読にも回してもらえません．レッドカード（一発退場）となるのです．

　さて，ようやく，Methods と Results が書けました．

　いや，焦らない，焦らない…もう一度，Inclusion/Exclusion Criteria，対象患者のフローチャートを眺めてみましょう．数が合っているか？　恣意的と思われるような不自然さがないか？　査読者は結構ここは気にして細かく見るものです．指摘されてから変更するのは，みっともない上に，論文そのものの信用をなくしてしまうで，細心の注意が必要です．

　それが済んだら…Methods→Results を読み直してみて「おっ，結構いけるやん！」という気になったら，次の作業，Discussion の記載へと進みましょう．
　ここまでくれば，論文の骨格ができたようなものです．ただし，ここから，どのように味付けをしていくかで論文の価値が大きく変わるものです．

　えっ…「これじゃあ無理そうやなぁ」と弱気になったって？？？　そんな場合は，もう一度 Results の見直しに取り掛かりましょう．繰り返しますが，Results に面白みのない論文が Accept されるなんてあり得ないので，そんな状況で書き進めるのは時間と労力の無駄遣いなのです．

　また，もっと酷な言い方をすると，書いた本人が面白いと思えない程度の論文を他人が読んで面白いと思ってくれるなんてことはあり得ないのです．

Methods

Subjects【対象】 Inclusion/Exclusion Criteria 倫理的配慮を含む
検体採取時期・方法
Outcome の設定
Statistical Analysis

Methods の構成（まとめ）

- Subjects：Inclusion criteria, Exclusion Criteria を明記
  - ▶ ここで，検査デザインも明示しておく
    （前向き研究，後ろ向き研究など）
  - ▶ 最後に，倫理委員会の承認を得ていることなども記載する
- 検体採取の時期・方法，検査法の説明
  （必要であれば，検査法の精度なども記載）
- Outcome の設定：目的とする観察項目（検査項目など）
- 統計手法の説明

3 Discussionを書く

Discussionを書くのって，何か難しそうに感じるのではないでしょうか？確かに簡単なわけではありませんが，お作法に沿って「淡々と」書いていきましょう．

以下の順に沿って書いていきます．

● 今回の検討の結果のうち最も重要なことを簡潔に書いたのち，それが意味することを主張します．

● これまでの，この分野における報告とどこが同じで，どこが異なるか？を説明します．
  ▶ 同様の方法で検討した場合，似たような結果が出るということは方法論が正しいということの裏付けになる場合があります．
  ▶ 他の報告と異なる場合，なぜ異なるのか？の考察を書きます．
    多くの場合，他と異なるから，新たな論文として投稿しているわけですから，ここを大事に書く必要があります．

● この結論から推定されることに話を広げます．ここで大事なことは，話を広げすぎないことです．論理に飛躍が大きすぎると嫌悪感を持たれることが多いです．あくまで，科学的に論理を展開していくという態度が大切です．ここが「淡々と」と書いた意味です．

● なお，もし今回の検討結果が他に報告されていない，世界初のものであれば，"To the best of our knowledge…" と断った上で，この検討結果は世界で初めてだ！ということを明記すると，ちょっとカッコよい論文になります．

ここで，重要なことは，主張したいことは1つに絞ることです．

たとえ，Resultsに新知見が複数ある場合にも，その中で最も重要なこと1つに絞って主張する方がインパクトは強いというものです．他のデータ（知見）の記載は最も主張したいことを補助する程度の扱いに抑制しておく方が効果的です．そうしないと，焦点がぼやけて，何を主張したいのかが伝わりません．大は小を兼ねる…は，ここでは通用しないのです．

1つの論文で主張したいことは，1つに絞る！

　私の古い論文に，次のようなものがあります．
　Kawai M, et al. Unfavorable effects of growth hormone therapy on the final height of boys with short stature not caused by growth hormone deficiency. J Pediatr 1997; 130(2): 205-209

　この論文は「1種類でも成長ホルモン（GH）刺激試験に正常反応する児にGH療法を行っても，最終身長は改善せず，むしろGH療法を行うことによって，最終身長が悪化する！」という論文です．実は，最初に投稿したときは，この結論に加えて，「GH療法に性腺抑制療法を併用した場合は，最終身長は悪化するほどではなく，無治療と同程度の最終身長に終わる」という2つの結論を合わせた論文でした．

　すなわち，単独GH療法群，GH療法＋性腺抑制療法併用群，無治療群の3群を比較した論文です．どこに投稿したのかは，古いことで覚えてはいないのですが…最初に投稿した雑誌で，査読者に煩雑でわかりにくいとRejectされ，思い切って単独GH療法群と無治療群の2群比較に書き換え，J Pediatrに投稿し直したところ，見事Acceptされたものです．

　そして，その上，温存したデータで，もう1本，別の雑誌にAcceptされたのです．
　Kawai M, et al. Combination therapy with GH and cyproterone acetate does not improve final height in boys with non-GH-defi-

cient short stature. Clin Endocrinol(Oxf) 1998; 48(1): 53-57

　このような経験から，主張したいことは１つに絞る方が効果的であり，複数主張したいことがある場合は，２本の論文に分けるといったことを考えるべき，と実感した次第です．

　ちなみに，当時GH療法はどんな子供の最終身長も伸ばしてくれる魔法の薬と思われていたのですが，J Pediatrの論文は，世界で初めて「GH療法はGH欠損症の児の最終身長を伸ばすに有効だが，GH分泌が保たれている低身長児に対して，生理的補充量のGH療法を行っても最終身長は改善しない．むしろ，最終身長を悪化させる可能性がある」と，問題提起した論文で，世界中でセンセーショナルに取り上げられたものです．

　その後，この考えが広く認められ，小児慢性特定疾患の「成長ホルモン分泌不全性低身長症」に対するGH療法の適応基準は，以前は「２種類以上のGH刺激件に低反応であれば，他の検査で正常反応していてもGH療法の適応あり」とされていたものが，「１種類でもGH刺激試験に正常反応する症例は適応外」と変更されました．また，ターナー症候群やSGA性低身長症など，もともとGH分泌は保たれているが高度の低身長を示す症例に対するGH療法は，生理的補充量の２〜３倍の高用量のGH投与が認められることにつながったものと思います．

　やはり，臨床研究の力は侮れないのです！！！

- 主張すべきを主張したら，一歩引き下がって，予想される反論に対して受け身の文章を書いていきます．

- 「この研究結果は○○だと解釈されるかもしれないが…△△の報告にもあるように，我々は□□と考える…」といったように，自分たちの考えを支持する先行研究や事象がある場合は，それを引用しつつ，自分たちの考え方に正当性があることを示すことも重要な戦法です．これによって，自分たちの主張の正しさを強化することにつなげることができます．
  - ▶ これには適切な引用文献（Reference）を根拠に立てることが重要です．Referenceはこの時点からしっかり意識していくようにしましょう．

- 一方，ここを責められたらどうしようもないという弱点に関しては，最初から白旗を上げるほかありません．具体的には，Limitation として，この検討の弱点を付記することになります．通常，Limitation として書くのは以下の項目です．
  - ▶ 研究デザイン：RCTの方がエビデンス・レベルが高いに決まっています．ですので，少数例の後方視的コホートの場合などは特に，Limitation に書いて，「この結果をもとに，より大規模なRCTを組むことが望まれる…」といった文章を書くのがお決まりとなっています．
  - ▶ 症例数が少ない：これもどうしようもないので，Excuse を書くほかありません．
  - ▶ 脱落例や欠損データに関しては，必要があればExcuse を書くほかありませんが…Methods などの項で触れていれば，あえて目立たせない方が得策な場合もあります．正直にすべて書くのが良いとも言い切れないと思います．

- 最後にもう一度，In conclusion として，もう一度この論文で強調したい結果を書いて終了です．

途中にも書きましたが，Discussion中の議論の展開には先行論文を有効に引用することが大切です．まだ，Referenceの整理まではしなくても良いですが，そろそろ，どこに・どの論文を引用するかを書き添えて行くようにしましょう．

Discussionは次に書くIntroductionと対で考えるべきものなので，60〜70％程度書けたら，完璧を目指さず，Introductionの作成に移ります．その意味は，あとで説明します．

Discussion

| Primary Outcome を述べ，それが意味するところを主張 |

| → 議論を広げて… より一般的な意義を主張 |

| 想定される反論に対する筆者たちの立場を表明 |

| Limitation
反論できない弱点を表明 |

| Conclusion
本論文の趣旨を簡潔に繰り返す |

Discussionの構成（まとめ）

- **Primary Outcomeを述べ，それが意味するところを主張する**
  - ▶ Secondary Outcomeに関しても同様
- **議論を広めてより一般的な意義を述べる**
- **想定される反論に対する見解を述べる**
- **反論できない弱点を「Limitation」として述べる**
- **Conclusion：最後にもう一度，主張したい結論を述べる**

4 Introductionを書く

Introduction，実はここが論文の中で最も難しいパートです．本書の初めに，Abstract → Introductionという順に書き始めたら，途中で挫折する可能性が高いと書いたのはそのためです．Introductionには，以下の項目を秩序立てて書く必要があるのです．

　1）その分野の現状・これまでの研究の状況
　2）現状で解決すべき問題点
　3）今回の検討で検証するべき「仮説」
　4）仮説を検討するための方法

順を追って，少し解説を加えます．

1）その分野の現状・これまでの研究の状況

ここは，適切な文献を引用しつつ，著者がこの分野に関する十分な知識があることを示す必要があります．おそらく，査読者はこの分野の専門家でしょうから，ここで明らかに知識不足と見なされると，Acceptの可能性はどっと下がってしまうことになります．

2）現状で解決すべき問題点

この問題点の提起も極めて重要です．というのは，著者の問題意識を問われる所だからです．論文を書くということは，その分野の新知見を世界に知らしめるということですから，当然その分野のことをよく勉強していることが前提となるわけです．

もちろん，ここで書く問題点には，今回の検討に関する問題点だけを書かなければ意味がありません．ほかの問題点を書くと，なぜそちらの研究をしないの？　そっちの方が重要じゃないの？と取られてしまう恐れがあるからです．

よって，1）と2）がきれいに流れることが重要となります．
…Introductionは難しいということ，理解していただけましたよね？

さて，次に書くのが…

3）今回の検討で検証するべき「仮説」

たとえば，「早産児の救命率は上がったが，新たな合併症が出現してきた．その中でも，早産児晩期循環不全が大きな問題となってきた」というような問題提起をした場合を例にとると…

「早産児晩期循環不全は相対的副腎不全によって生じるのだろうと考えられているが，まだ確証はない．そこで，『早産児晩期循環不全は相対的副腎不全による』という仮説を立て，それを検証するために，『早産児晩期循環不全に陥った児の副腎機能を検討する』といった方法をとる」

…と書けば，なるほどね，となるわけです．

4）仮説を検討するための方法

一方，『早産児晩期循環不全は相対的副腎不全による』という仮説を立て，それを検証するために，『早産児晩期循環不全に陥った児の甲状腺機能を検討する』という方法をとることとした，なんて書いたら，「馬鹿じゃないの？」と思われるわけです．ここまで極端なことはないにしても，このように，仮説とそれを検証するための方法が1対1で対応しない投稿原稿は決して少なくありません．残念ながら，こんな投稿はすべてこの時点でアウトです．

Introductionに書くに際して，もう1つ，大きな注意点があります．それは，IntroductionとDiscussionの記載は1対1で対応していなければならないという大原則です．Introductionで掲げた仮説・それを証明するための方法，その方法に沿って検討した結果がDiscussionにきちんと書かれていて，ここに1対1の対応が成り立っている必要があるのです．すなわち，Discussionで言及しないような枝葉末節の情報は，Introductionに書くべきではないのです．

また，ややもするとIntroductionとDiscussionの内容が重複してしまうことがあります．少しくらいは許容される場合もありますが，これはよほど強調したいものに限られます．

そこで，Introductionを書く際には，Discussionと合わせて考える必要があります．場合によっては，Discussionに書いた文章をIntroductionに移行させる，なんてことも経験します．

　これが，Discussion は完璧を目指す必要はなく，60〜70％程度かけたら，Introduction の記載に移る理由です．Discussion と Introduction は少し離れた場所に位置しますが，1対1で呼応していることが重要なのです．

　そこで，Introduction まで書けたら，Introduction → Discussion の順で何度か繰り返して，通し読みしてみましょう．そこで，論理展開の流れがスッキリしていれば，今度は…Introduction → Results → Discussion の整合性をチェックします．そして，これが問題なければ，完成間近ということになるのです．
　一方，ここの論理展開が不自然で，一直線にストーリーがつながらない場合は何度も推敲を重ねて，これを克服することが大切です．

補足になりますが…
　すでにこれまで論文にしたテーマについて，一歩進めた研究を論文化することもあると思います．日本語で言うところの「続報」的な論文のことです．そんな場合，注意しないと，重複投稿と取られてしまうことがありますので，その点をしっかり説明することが大切です．

具体的に言うと…
　「我々は，かつて○○について△△と報告した（REF）．ただし，この検討では◇◇といった点については検討できていなかったため，この点を明らかにするため，今回の検討を計画した」という1文を Introduction に入れるのが，良いと思います．

　これは Discussion に入れるべきとの意見があるかもしれませんが，Intro-duction に書くことによって，「我々は思い付きで，この研究をやったわけではなくて，これまでにもこの分野で論文になるような仕事をしてきたのだ．その積み重ねの上に，今回の研究があるのだ」ということを知らしめることができるのです．これで，「重複論文」という汚名を着せられるどころか，逆に「この論文の強み」に早変わりするわけです．

　ということで，Discussionに書くよりも，Introductionに書いた方が効果的だと思います．

Introduction

当該分野におけるこれまでの推移・現状

当該分野において現在改善すべき問題点

その問題にどう取り組むべきか？
解決するための仮説…

その仮説を検証するために，本研究で行った検討方法

Introductionの構成（まとめ）

- 当該分野のこれまでの推移・現状認識
- 当該分野における，現在解決すべき問題点
- その問題を解決すべきための仮説
- 仮説を検証する方法（＝本論文で検討すること）

Introductionと Discussionを書くには適切な文献を引用することが重要なので，ここでReferenceをきちんと整理します．

　もちろん，Referenceの準備はもっと早い時期に開始しておくべきです．関連する論文を探し，それを整理しておくことは，論文を書く準備段階でも，とても重要なことです．とりわけ，先行論文をきちんと把握しておくことは，その研究を行う意義そのものにも関わってくる重要事項です．

　たとえば，すでに症例数数百規模の研究が報告されているのに，ほぼ同じ内容の研究を数十人程度の対象に対して行っても，新たな意義は見出せないでしょう．論文を書き終える時点で初めて，その論文を知った…なんてことになると，これまでの苦労が水泡に帰してしまうかもしれないのです．

　「研究は 2番じゃダメなんです」

　また，雑誌によっては，査読してほしい人，査読してほしくない人を推薦するよう求めてくることがありますが，こんなときにも，今回の論文の内容と合致する人はだれか？　意見が完全に対立している人はだれか？を把握しておくことは重要です．

　それはそれとして，先行文献は，Introductionや Discussionを書く上で必要な情報を与えてくれるだけでなく，Methodsを書く際にもとても役立ちます．そこで，論文を書こうと思った時点から，Referenceとなるような論文を集めて，どの論文をどこで引用しよう…といったことは事前に考えておくべきなのです．

　Referenceについて，あえてここで書いたのは，Introductionと Discussionの引用文献が特に重要だからです．この 2つのパートでは，必要な（適切な）論文が引用されていないと「勉強不足だ！」と査読者からお叱りを受けることも少なくないのです．

少なくとも，査読してほしい候補を挙げるのであれば，その人の書いた論文は引用しておいた方が絶対的に印象は良くなります．もちろん，Positiveなコメント付きで引用するのは当然のことですよね！？

　私の経験でも，査読する際に，自分もこの領域で論文を発表しているのに，それが引用されていないと，決して良い印象は持ちません．もちろん，それだけの理由でRejectするほど心の狭い人間ではないつもりですが…

　なお，引用文献の書き方は雑誌によって決まりがあり，これを守ることも重要です．体裁を整えるのはもっと後でも構いませんが，投稿規定をきちんと読んで，しっかりと規定通りに書くようにしましょう．文献整理のためのソフトEndNote® の使用を義務付けている雑誌も少なくありませんので，使用できればそれがベストです．

　論文を推敲していく過程で，文書の順番を入れ替えることがよくあります．この場合，引用文献の順番が替わることが少なくありませんので，このような場合にもEndNote® は重宝します．手作業でやる場合には，くれぐれも慎重にしてください．査読者はReferenceの不備にもかなり気を配るものですから…

雑誌による引用文献の書き方の違い

たとえば，著者名を何名まで記載するか？は雑誌によって異なります．

『Pediatrics International』や『Clinical Endocrinology』の場合，

In the reference list, cite the names of all authors when there are six or fewer; when seven or more, list the first three followed by et al.

すなわち，著者が 6 人以下なら全員書くこと，7 人以上の場合は最初の 3 人だけ書いて後は et al. とするように記されています．

つまり，著者が 7 人の論文だったら…

Niwa F, Kawai M, Kanazawa H, et al. Hyperthyrotropinemia at 2 weeks of age indicates thyroid dysfunction and predicts the occurrence of delayed elevation of thyrotropin in very low birth weight infants. Clin Endocrinol (Oxf) 2012; 77(2):255-261.

著者が 4 人の論文だったら…

Mizumoto H, Kawai M, Yamashita S, Hata D. Intraday glucose fluctuation is common in preterm infants receiving intermittent tube feeding. Pediatr Int 2016; 58(5): 359-362.

としなければならないのです．

ちなみに，『Jorurnal of Perinatology』の場合，

All authors should be listed for papers with up to six authors; for papers with more than six authors, the first six only should be listed, followed by et al.

すなわち，7 名以上の場合は 6 人名前を書いて後は et al.にと記されています．お間違いなく…

6 Abstractを書く

　ここまできちんと書いてくれば，Abstractを書くのは決して難しいことではありません．なお，Abstractとは呼ばず Summaryと称する雑誌もありますが，同じことです．

　Abstract作成にあたって，最も重要なことは，投稿する雑誌の投稿規定に沿った形式で書くことに尽きます．Objective, Context, Patients & Methods, Results, Conclusions といった見出しで書くことが多いですが，雑誌によって多少，名称が異なることがありますので，敬意を払って間違わないようにします．そして，文字数の制限があるのが普通ですので，これは1字たりとも超過しないようにする必要があります．

　Abstractは新たに書くものではなく，これまで書いてきた論文の各パートから必要な文章をピックアップし，寄せ集めればほぼ完成します．
- Objective, Context は Introduction に書いてあるはずですし，
- Patients & Methods は当然，Methods に書かれています．なお，Methodsには Primary Outcome, Secondary Outcome を明記するようにします．
- Results も当然，Results に書いてあります．
- Conclusions は Discussion に書かれており，それも最後の1文であることが非常に多いです．

　このように，文章を寄せ集めて来たらほぼ完成ですが，大抵この時点では文字数オーバーです．そこで，不要な語を削って，削って，また削って…文字数の中に収めるのです．

　繰り返しになりますが，1文字でも超過するのは論外です．これは，英語力のなさ，頭の悪さを知らしめているようなもので，こんなことをしていると，相手にもしてもらえません．何度も繰り返し推敲して，文字数の中に収めてください．

Abstractの規定　あれこれ

　『Pediatrics International』の「Abstract」は以下のように定められています.

　The abstract should be a concise, structured abstract of no more than 250 words, consisting of four paragraphs labeled as Background, Methods, Results, and Conclusions.

　すなわち,「Background」「Methods」「Results」「Conclusion」の項目で,250語以内に収めるようにと…

　『Clinical Endocrinology』の「Summary」は次の通りです.

　Please provide a structured summary of no more than 250 words, to include the following headings: objective, including a background sentence setting the study in context, design, patients, measurements, results, conclusions.

　すなわち,「Objective」「Context」「Design」「Patients」「Measurement」「Results」「Conclusion」を,250語以内に収めるようにと指定されています.より厳しいですね.

Titleを付ける

　Titleも文字数に制限があることがほとんどですので，それに注意しながら付ける必要があります．

　私が勧めるTitleの書き方は2種類あります．
　1つは，「その論文で検討した項目が一目でわかるようなタイトル」で，もう1つは「検討結果（Conclusion）を1文で表したタイトル」です．これまでに書いた論文を例にとって説明します．

- Nationwide surveillance of circulatory collapse associated with levothyroxine administration in very-low-birthweight infants in Japan.
（極低出生体重児に対するレボチロキシン投与による晩期循環不全の本邦における全国調査）

- Screening for secondary hyperparathyroidism in preterm infants.
（早産児骨減少症における二次性副甲状腺機能亢進症のスクリーニング）

- Gonadotropin levels in urine during early postnatal period in small for gestational age preterm male infants with fetal growth restriction.
（子宮内発育遅延による早産SGA男児の生後早期の尿中ゴナドトロピン値）

　ここに示した3つのTitleは「その論文で検討した項目が一目でわかるようなタイトル」の例です．少なくとも，何を検討したかが，読者にすぐわかるタイトルとなっているはずです．

- Fetal growth restriction but not preterm birth is a risk factor for severe hypospadias.
（早産出生ではなく子宮内発育遅延が重症尿道下裂のリスク因子である）

臨床論文を書こう！

- Antenatal glucocorticoids reduce the incidence of refractory hypotension in low birthweight infants during the early neonatal period, but do not affect it beyond this time.
  （出生前母体ステロイド投与は低出生体重児の生後1週間の難治性低血圧症の発症頻度を低下させるが，それ以降の頻度には影響しない）

- The development of the hypothalamus-pituitary-adrenal axis during infancy may be affected by antenatal glucocorticoid therapy.
  （乳幼児期の視床下部下垂体副腎皮質系の発達は出生前母体ステロイド投与によって影響を受ける）

　この3つは「Conclusionに書いた，これらの論文の最も重要な結論をそのままタイトルにしたもの」です．こういうタイトルが最もストレートに訴えかけるので，私は好んで用いるようにしています．ではなぜ，最初のようなパターンも許容しているかというと，結論がどうしても2つ以上の文章でないと要約できないとか，Titleは文字制限があるため，どうしてもその文字数で結論が言い表せないといった場合は，最初のパターンにするほかないというのが正直なところなのです．

　どちらが適しているのかは，制限の文字数にもよります．個人的には検討結果（Conclusion）を1文で表したタイトルが好きですが…好みはあるかと思います．

　また，Titleも文字数の制限があることが多いので，その文字数に収まるようにすることが大前提になります．

　なお，Short Titleを付けるよう求められることも少なくありません．これは字数制限がより一層厳しいTitleで，雑誌の欄外上に掲示されるものです．もちろん，字数制限が厳しいので，文章として成り立っている必要はなく，内容を反映する単語を字数内に収める必要があります．

さぁ，書き上げたぞ！　となるわけですが，熱い思いを込めて書いた論文をそのまま投稿するとロクなことはありません．夜中に書いたLove Letter が撃沈したり…，感情が高ぶったときのSNSへの投稿が炎上したりするように…

そこで，冷静になるために，共著者全員と，できればその分野と直接関係のない第3者に読んでもらい，意見を出してもらうことが最後のステップとして重要です．

アインシュタインの言葉に「6歳の子供に説明できなければ理解したとは言えない」というのがあります．すなわち，書いた論文がわかりにくいとしたら，それは，内容が難しいからではなく，書き手の理解が足りないからなのです．

ここまで，査読者はその道の専門家であることが多いと書いてきましたが，実はそうとは限らないことも少なくありません．その上，編集者に至っては，正確に言うとその道の専門家ではない可能性が高いのです．

編集者がたとえ，内分泌の専門家であったとしても，甲状腺を専門としている可能性は必ずしも高いわけではなく，加えて早産児の甲状腺の専門家である可能性は極めて低いわけです．にもかかわらず，査読者の意見が分かれた場合など，編集者が最終決定権を持っているのです．そこで，専門外の編集者にも興味深く読んでもらえることも，Acceptされるための重要な要素なのです．

これまで論文指導をしてくれた上司と書いている本人には当たり前のことが，他の人には当たり前ではないかもしれないのです．もっと言えば，2人だけの，仲間内の話に過ぎないかもしれないのです．ですから，最後にその分野と直接関係のない第3者に読んでもらうことが，実はとても重要なのです．

そして，よしッとなったら，英文校正に！　いえ，まだまだ…もう一つ，大切なことを忘れていませんか？　そうです．Cover Letterです．英文校正の際，一緒に見てもらうよう，ここで，Cover Letterを用意する必要があります．

9 Cover Letter を作る

Cover Letter は投稿に際して，編集者に「これから投稿しますので，査読・掲載何卒よろしくお願いします」という挨拶状です．「なーんだ，単なる挨拶状か…」と思うなかれ．これは，「これから投稿する論文は，○○を明らかにするための検討で，△△という極めて興味深い結果が得られたから，貴誌に投稿します」というアピールの場でもあるのです．

とりわけ，もし，これが「これまでで，初めて△△という結論を得ました」なんて売りがあるならば，それもぜひ，ここに書いて強調して良いと思います．

ということで，Cover Letter から戦いは始まっているのです．
決して，疎かにしてはならないのです！

こちらは過去に実際使用した Cover Letter です．

Drs. J. Newell-Price and A. Rees
Editor-in-Chief
Clinical Endocrinology

★ April 2020

Dear Drs. Newell-Price and Rees:
Please find attached our manuscript "Antenatal corticosteroids for the threatened labor facilitate thyroid maturation of the preterm infants" for publication as an *Original Manuscript* in *Clinical Endocrinology*.

Endocrinological function is one of the key factors which might influence the psychomotor development in preterm infants. Especially, thyroid function is considered a key issue among these function. Maturation of thyroid function is accelerated in the third trimester in coincidence with the cortisol surge in the fetus. At this time, glucocorticoid plays a role for the maturation of thyroid function.

Maternal antenatal corticosteroids (ANS) has redused mortality and various morbidities in preterm infants due to its maturation effects. However, in human studies, the effect of ANS on thyroid function is controversial. Thus, we performed a single-center, retrospective cohort study to examine the maturation effect of ANS on the thyroid function in the preterm infants. We found complete ANS administration could reduce the incidence of hyperthyrotropinemia in preterm infants. In addition, we found ANS reduced the incidence of exaggerated response to the TRH stimulation test at about 2 weeks of age. Taking these findings together, we considered that thyroid function in the complete group is more mature than that in the incomplete group. We recommend that ANS is administered completely, expecting not only the effects on the respiratory and circulatory system but also the effects on thyroid maturation.

To the best of our knowledge, this is the first report to investigate the maturation effect of ANS on the thyroid function in preterm infants by TRH stimulation test. As there are few reports on the effects of ANS on maturing endocrine function, this issue is attracting a lot of attention. Therefore, our findings will be of great interest to the readers of *Clinical Endocrinology*.

The material is original, and is not and will not be submitted to any other journal while under consideration by *Clinical Endocrinology*. There are no prior publications or submissions with any overlapping information, including studies and patients. Each author listed in the manuscript has seen and approved the submission of this version of the manuscript and takes full responsibility for the manuscript. Shintaro Hanaoka drafted the initial manuscript. All authors participated in the planning, performance, and analysis of this study, and reviewed or revised the manuscript. The authors do not have any conflict of interest or financial involvement with this manuscript.

The manuscript has been read and corrected by a native English speaker who is in the medical science field.

We would be grateful if our manuscript could be reviewed and considered for publication in *Clinical Endocrinology*.

Yours sincerely,

Shintaro Hanaoka

Department of Pediatrics,

Graduate School of Medicine,

Kyoto University,

54 Kawahara-cho, Shogoin,

Sakyo-ku, Kyoto 606-8507, Japan

E-mail: ○○@△△△

Tel.: +81-□□-○○○○○

Fax: +81-□□-○○○○○

（文献 53 投稿時に使用）

⑩ 英文校正

- 本文（Main Text）
- Figures and Tables
- Cover Letter

すべて書き上げ，推敲も済んだら，3つ揃えて，英文校正に出しましょう．

待つこと数日…

校正された英文が返って来たら，本当にその修正が正しいか？ チェックします．校正業者の担当者は，医学英語に長けているので，今更それに手を加えるなんて…と思われるかもしれませんが，そうとは限りません．

もちろん，英語力に長けていることに疑いはないにしても，医学用語，とりわけ特定の領域でのみ使用するような専門的な用語に関して，必ずしも正しい知識を持っているとは限りません．その上，もっと注意すべきは，こちらの書いた文章の意味を，意図したものとは異なる別の意味と捉えて，その意味が通るように変更・修正されていることがあるのです．もちろん，元々は曖昧な文章を書いたこちらの落ち度なのですが…．

ですので，そんな疑いの目を持ちながら，目を通すことが重要です．

なお，校正業者によって，Acceptされる率が大きく変わる，という意見もありますが，どうでしょうか？ 個人的には，そんなに差はないのでは？と思っていましたが…最近，やはりそれってあるかも，という気になってきました．

Acceptされる論文を組み立てるコツ（本書）があるように，Acceptされる文章術もある気がします．投稿先の論文のFormatなど強く意識して査読してくれるところもありますので，投稿の際にはどの雑誌に投稿しようとしているか？を伝えることも重要です．その意味でも，Cover Letterを一緒に英文校正に出すことはやはり重要なのです．

ぜひ，信頼のおける校正業者に頼んでみてください．

で，ここまで終えたら，いよいよ投稿です．

Good Luck！！！

11　投稿，その後…

　さて，投稿してからのことを少しだけお話ししましょう.

　電子投稿なので，投稿したらすぐに，編集者から投稿を受け付けた旨，メールで連絡が来ることがほとんどだと思います．丁寧な出版社は，その後，査読者に回りました（Under Review）といった通知をくれます.

　あるいは，投稿後数日以内に「残念ながら…」とRejectの通知が来てしまうこともあります．これはいわゆるEditor's Kickというやつで，査読者に回すまでもなく，編集者判断で，「Reject」という判断をされてしまった場合です．この場合，大抵は実のあるコメントはついていないので，気分を切り替えて，別の投稿先を探し，そこのFormatに合わせ直して，再投稿するほかありません.

　Good Luck Again！

　数週間以上経った後，査読者のコメントと共に返却されてきた場合です．ある程度のレベルの雑誌で，一発OKなんてほとんどあり得ません．もしあったとしたら，査読者の怠慢です．査読者は投稿論文の質を向上させるために，少なくとも1つや2つ，建設的な修正点・加筆すべき点を指摘する義務があるからです.

　そこで，最も良くてMinor Reviseですが，Major Reviseなら万々歳です.

　Rejectの場合，期待が大きいほど落ち込みます．これは致し方ありませんので，数日は放っておいて，少し冷却期間を置きましょう．数日〜数週間経て，再び，やる気がよみがえってきたら，査読者のコメントをチェックしましょう．そして，そのコメントに沿って，修正できる部分は修正して，次の投稿先のFormatに直して，再投稿…ということになります.

　ここで，Rejectした査読者のコメントなんて読む気にもならない！なんてこ

とを言ってはなりません．査読者のコメントは（いくら腹が立っても）真摯に受け止め，自分の論文の向上に役立てるのがAcceptへの近道なのです．

　ちなみに，投稿先を変えても，同じ査読者に再度回されてしまうことがあります．どの程度の確率で生じるのかはわかりませんが…私のところにも，一度Rejectした論文が別の雑誌社からまた査読に回ってきたことがあるので，こんなことが生じ得ることだけは間違いありません．世の中，思っているより狭いものなのです．

　そんなとき，自分がコメントしたことが全く改善されていないと，やっぱりRejectしてしまおう！　ひとがせっかく，指導してやっているのに…という気になるのは人情ですよね！？

　Minor Reviseとは，〇〇の点を修正してくれたらAcceptしますよ，と保証付きのReviseですが，なかなか最初からMinor Reviseで返ってくることはありません．

　一方, Major Reviseの場合，（通常こちらですが…）「現時点でAcceptするとは保証できません．下に査読者のコメントが付記されているから，それに真摯に答えなさい．もし，きちんと答えたら，〇〇日以内に，査読者に対する回答と修正した原稿をもう一度提出してください．そうすれば，再度査読者に回します」といった文章が書かれています．

　こういう文章の場合，査読者のコメントにきっちり答えたら，十中八九Acceptされるはずです．ですので，たとえ査読者のコメントに多少腹が立っても…，耐え忍んで，すべての指摘に対して，誠実に，答えるのです．もちろん，すべて従う必要はなく，反論すべきは反論しても良いと思います．実際，ドキドキしながらも反論したけれどAcceptされたという経験もあります．

　ただし，重要なことはきちんと礼を尽くして，敬意をもって答えることです．自分が査読をしたときに，「そんなこともわからんのか？」的な返事をされたことがありましたが，これは即Rejectしてしまいました．
　やはり査読者は人間ですから…．その上，査読を引き受けるような人は厄介なことにプライドが高い人が多いので…．

chapter

4 臨床論文を書く意義に
ついて語ろう

chapter

4

臨床論文を書く意義について
語ろう

1 私の経験

　ここで，私の英語論文業績をお示しするとともに，私と臨床研究の英語論文
との関わりについて紹介させていただきます．この他にも共著者として名前を
連ねている論文があと 20 本強ありますが，割愛させていただいています．ここ
に挙げたのは，特に，私の想いが詰まった論文です．

　さて，後に載せている業績集の論文名にざっと目を通していただくとおわか
りいただけると思いますが，私の論文の中で，基礎医学系の論文は 1995 年の
1 本と， 1999〜2010 年の 7 本だけで，その他の 40 数本が臨床系の論文で，そ
のほとんどが臨床研究に関する論文です．おそらく，このような比率で臨床論
文を書いている大学人はかなり珍しいのではないでしょうか？

　数少ない，基礎医学系の論文の内訳は…
　1995 年の 1 本は大学院の集大成として書いたもので，平家先生（現京都大学
名誉教授・兵庫県立尼崎総合医療センター院長）のご指導の下，学位論文と
なった論文です．平家先生の厳しい指導の下，基礎研究を行うことの楽しさ・
苦しさを学び，その結果，研究心に目覚めた私は，1997〜2000 年カナダのブリ
ティッシュコロンビア大学にポスドクとして留学しました．そこでは，Dr. Gail
D Bellward による指導の下，研究三昧の日々を過ごし，帰国後のものも併せる
と総計 7 本の論文を書かせていただきました．

　さて，このように基礎医学に傾倒し，2000 年に帰国，京都大学小児科に戻っ
た私ですが，そこで待っていたのは，研究三昧の生活ではなく，診療に明け暮
れる毎日でした．私は，小児科の中でもとりわけ重労働と言われる「新生児」

を担当することになったため，帰国後は基礎研究から遠ざかってしまいました．これは，一重に私の実力不足なので，言い訳することはできないのですが，自分いや自分が属する施設（NICU）の実力が赤ちゃんの生死あるいは発達予後に直結する臨床現場を前にして，基礎研究室にこもる生活にはどうしても戻れなかったのです．そして，京都大学医学部附属病院のNICUの診療能力を向上させること，診療体制を整えることに全力を尽くしました．

　そんな日々を過ごしながら，私は常に，「大学は研究の場であり，臨床だけやるなら一般病院に出るべきだ．研究もしない者が，大学のポストにしがみついてどうなるのだ！？」という内なる声に，苛まれていました．そんなとき，カナダから帰国する前にDr. Bellwardが言ってくれた言葉を思い出しました．これは，研究が面白くて，面白くて，またカナダの生活が本当に楽しかった私が「テクニシャンでも良いから，カナダに残って，ずっと研究していたい」と言ったときに，返された言葉です．

　「Mas（注：これが私の呼び名でした．Masahiko〔まさひこ〕という4文字は呼びにくいらしく，日本なら「まさ」なんだけどなぁと思いながら「ます」と呼ばれていました）！　何を馬鹿なことを言ってるんだ．臨床医だけが人の生命に直接触れることができる．その特権は，臨床医にしか与えられていないんだ．基礎研究者はひっくり返ったって，臨床医には敵わないんだ．だから，日本に帰って，臨床医に戻れ！　そして，研究することを通して学んだ知識・経験をその中で生かすのだ」

　目の前の患者さんを救うこと，もちろん，これは本当に尊いことです．でも，目の前にいない，自分1人では一生かかっても診ることができない数多くの患者さんを救えるとしたら，それは医学教育と医学研究ではないかと思います．

　（医学教育に貢献できるように…　これまで多数の和文の新生児科医向けの教科書も書いていますので，良ければそれらも手に取っていただけると幸いです）

しかし，忙しい臨床の片手間に行う程度の研究で，基礎医学者に勝てるとは思えません．ならば，基礎医学者には思いつくことのない，臨床で生じた疑問に答える研究をするしかない．これこそが，臨床医である自分がとるべき唯一の道だと考えるようになったのです．

　そして，日々，NICUの患者さんたちを診ながら疑問に思ったことを，繰り返し考え，なんとかその病態を明らかにしたい！　と願いながら行った臨床研究の成果が，ここにお示しする論文達なのです．

　皆さんも，ぜひ臨床の疑問に答える研究をしてください．そして，その内容を世界に向けて発信しましょう．

2 英語論文業績集

1） Kawai M, Momoi T, Fujii T, Nakano S, Itagaki Y, Mikawa H. The syndrome of Möbius sequence, peripheral neuropathy, and hypogonadotropic hypogonadism. Am J Med Genet 1990; 37(4): 578-582

2） Kawai M, Nishikomori R, Jung EY, Tai G, Yamanaka C, Mayumi M, Heike T. Pyrrolidine dithiocarbamate inhibits intercellular molecule-1 biosynthesis induced by cytokines in human fibroblasts. J Immunol 1995; 154(5): 2333-2341

3） Momoi T, Yamanaka C, Tanaka R, Yoshida A, Okumura M, Yamakura S, Takahashi Y, Sasaki H, Kawai M. Elevation of serum creatine phosphokinase during growth hormone treatment in patients with multiple pituitary hormone deficiency. Eur J Pediatr 1995; 154(11): 886-889

4） Kawai M, Momoi T, Yorifuji T, Yamanaka C, Sasaki H, Furusho K. Unfavorable effects of growth hormone therapy on the final height of boys with short stature not caused by growth hormone deficiency. J Pediatr 1997; 130(2): 205-209

5） Kawai M, Yorifuji T, Yamanaka C, Sasaki H, Momoi T, Furusho K. A case of Robinow syndrome accompanied by partial growth hormone insufficiency treated with growth hormone. Horm Res 1997; 48(1): 41-43

6） Kawai M, Momoi T, Yorifuji T, Muroi J, Yamanaka C, Sasaki H, Furusho K. Combination therapy with GH and cyproterone acetate does not improve final height in boys with non-GH-deficient short stature. Clin Endocrinol(Oxf) 1998; 48(1): 53-57

7） Kawai M, Yorifuji T, Yamanaka C, Miyazaki A, Hattori H, Uemoto S, Inomata Y, Tanaka K, Furusho K. Liver transplantation in a case of hypoproteinemia and coagulopathy. Acta Paediatr Jpn 1998; 40(1): 96-98

8） Kawai M, Momoi T, Yorifuji T, Muroi J, Uematsu A, Yamanaka C, Sasaki H, Furusho K. Growth hormone therapy does not improve the final height of girls with short stature not caused by growth hormone deficiency. Clin Pediatr Endocrinol 1998; 7(2): 93-98

9） Momoi T, Hori C, Okumura M, Yoshida A, Tanaka R, Yorifuji T, Kawai M,

Akiyama Y, Yamanaka C. Impaired growth during interferon-a therapy in a patient with chronic myelogenous leukemia. Clin Pediatr Endocrinol 1998; 7(2): 105-109

10) Momoi T, Kawai M, Yorifuji T, Yamanaka C, Sasaki H, Muroi J, Uematsu A. Effects of growth hormone therapy on final height of boys of non-GH deficient short stature. Clin Pediatr Endocrinol 1998; 8: 55-62

11) Kawai M, Bandiera SM, Chang TK, Poulet FM, Vancutsem PM, Bellward GD. Modulation of hepatic CYP2A1, CYP2C11, and CYP3A9 expression in adult rats by neonatal administration of tamoxifen. Drug Metab Dispos 1999; 27(12): 1392-1398

12) Kawai M, Bandiera SM, Chang TK, Bellward GD. Growth hormone regulation and developmental expression of rat hepatic CYP3A18, CYP3A9, and CYP3A2. Biochem Pharmacol 2000; 59: 1277-1287

13) Kawai M, Bandiera SM, Chang TK, Bellward GD. Effect of exogenous growth hormone on somatic growth, gonadal development, and hepatic CYP2C11 and CYP2C12 expression in prepubertal intact male rats. Can J Physiol Pharmacol 2001; 79(4): 352-361

14) Momoi T, Kawai M, Yorifuji T, Yamanaka C, Muroi J, Uematsu A. Current controversy on growth hormone therapy in non-growth hormone deficient short stature. Clin Pediatr Endocrinol 2001; 10 (Suppl 15): 25-29

15) Xu Z, Kawai M, Bandiera SM, Chang TKH. Influence of dietary zinc deficiency during development on hepatic CYP2C11, CYP2C12, CYP3A2, CYP3A9, and CYP3A18 expression in postpubertal male rats. Biochchem Pharmacol 2001; 62: 1283-1291

16) Kawai M, Chen J, Cheung CYS, Chang TK. Transcript profiling of cytochrome P450 genes in HL-60 human leukemic cells: Upregulation of CYP1B1 by all-trans-retinoic acid. Mol Cell Biochem 2003; 248(1-2): 57-65

17) Kawai M, Momoi T, Mamada M, Yorifuji T, Nakahata T. Earlier initiation of GH therapy does not influence adult height but enables earlier start of pubertal induction in children with multiple pituitary hormone deficiency. Clin Endocrinol(Oxf) 2004; 60(5): 608-612

18) Kitamura E, Miki Y, Kawai M, Itoh H, Yura S, Mori N, Sugimura K, Togashi

K. T1 signal intensity and height of the anterior pituitary in neonates: correlation with postnatal time. AJNR Am J Neuroradiol 2008; 29: 1257-1260

19) Leung GS, Kawai M, Tai JK, Chen J, Bandiera SM, Chang TKH. Developmental expression and endocrine regulation of CYP1B1 in Rat Testis. Drug Metab Dispos 2009; 37(3); 523-528

20) Deb S, Kawai M, Chang TKH, Baodiera SM. CYP1B1 expression in rat testis and Leydig cells is not inducible by aryl hydrocarbon receptor agonists. Xenobiotica 2010; 40(7): 447-457

21) Kawai M, Kusuda S, Cho K, Horikawa R, Takizawa F, Ono M, Hattori T, Oshiro M. Nation wide surveillance of circulatory collapse associated with levothyroxine administration in very-low-birthweight infants in Japan. Pediatr Int 2012; 54(2): 177-181

22) Matsukura T, Kawai M, Marumo C, Iwanaga K, Yoshida K, Shibata M, Niwa F, Hasegawa T, Heike T. Diagnostic value of salivary cortisol in the CRH stimulation test in premature infants. J Clin Endocrinol Metab 2012; 97(3): 890-896

23) Niwa F, Kawai M, Kanazawa H, Iwanaga K, Matsukura T, Hasegawa T, Heike T. Hyperthyrotropinemia at 2 weeks of age indicates thyroid dysfunction and predicts the occurrence of delayed elevation of thyrotropin in very low birth weight infants. Clin Endocrinol(Oxf) 2012; 77(2): 255-261

24) Shibata M, Yutaka Fuchino, Nozomi Naoi, Satoru Kohno, Masahiko Kawai, Kazuo Okanoya, Masako Myowa-Yamakoshi. Broad cortical activation in response to tactile stimulation in newborns. Neuroreport 2012; 23(6): 373-377

25) Niwa F, Masahiko Kawai, Takashi Matsukura. Toshio Heike. A case of neonatal pulmonary Aspergillosis successfully treated with micafungin. J Neonat Perinat Med 2012; 5: 1-4

26) Niwa F, Masahiko Kawai, Hoshinori Kanazawa, Kougorou Iwanaga, Takashi Matsukura, Minoru Shibata, Takeshi Hasegawa, Toshio Heike. Limited response to CRH stimulation tests at 2 weeks of age in preterm infants born at less than 30 weeks of gestational age. Clin Endocrinol(Oxf)

2013; 78(5): 724-729

27) Naoi N, Yutaka Fuchino, Minoru Shibata, Fusako Niwa, Masahiko Kawai, Yukuo Konishi, Kazuo Okanoya, Masako Myowa-Yamakoshi. Decreased right temporal activation and increased interhemispheric connectivity in response to speech in preterm infants at term-equivalent age. Front Psychol 2013; 4: 94

28) Shibata M, Masahiko Kawai, Toshio Heike et al. Salivary biomarkers are not suitable for pain assessment in newborns. Early Hum Deve 2013; 89(7): 503-506

29) Fuchino Y, Nozomi Naoi, Minoru Shibata, Fusako Niwa, Masahiko Kawai, Yukuo Konishi, Kazuo Okanoya, Masako Myowa-Yamakoshi. Effects of preterm birth on intrinsic fluctuations in neonatal cerebral activity examined using optical imaging. PloS One 2013; 8(6): e67432

30) Yoshida K, Kawai M, Marumo C, Kanazawa H, Matsukura T, Kusuda S, Yorifuji T, Heike T. High prevalence of severe circulatory complications with diazoxide in premature infants. Neonatology 2014; 105(3): 166-171

31) Kanazawa H, Kawai M, Niwa F, Hasegawa T, Iwanaga K, Ohata K, Tamaki A, Heike T. Subcutaneous fat accumulation in early infancy is more strongly associated with motor development and delay than muscle growth. Acta Paediatr 2014; 103(6): e262-e267

32) Kanazawa H, Kawai M, Kinai T, Iwanaga K, Mima T, Heike. Cortical muscle control of spontaneous movements in human neonates. Eur J Neurosci 2014; 40(3): 2548-2553

33) Shinya Y, Kawai M, Niwa F, Myowa-Yamakoshi M. Preterm birth is associated with an increased fundamental frequency of spontaneous crying in human infants at term-equivalent age. Biol Lett 2014; 10(8): 20140350. doi: 10.1098/rsbl.2014.0350.

34) Mizumoto H, Iki Y, Yamashita S, Kawai M, Katayama T, Hata D. Fetal Erythroblastosis May Be an Indicator of Neonatal Transient Hyperinsulinism. Neonatology 2015;108(2): 88-92

35) Yamamoto A, Kawai M, Iwanaga K, Matsukura T, Niwa F, Hasegawa T, Heike T. Response to thyrotropin-releasing hormone stimulation tests in preterm infants with transient hypothyroxinemia of prematurity. J Peri-

natol 2015; 35(9): 725-728

36) Mizumoto H, Kawai M, Yamashita S, Hata D. Intraday glucose fluctuation is common in preterm infants receiving intermittent tube feeding. Pediatr Int 2016; 58(5): 359-362

37) Hashimoto Y, Kawai M, Nagai S, Matsukura T, Niwa F, Hasegawa T, Heike T. Fetal growth restriction but not preterm birth is a risk factor for severe hypospadias. Pediatr Int 2016; 58(7): 573-577

38) Shinya Y, Kawai M, Niwa F, Myowa-Yamakoshi M. Associations between respiratory arrhythmia and fundamental frequency of spontaneous crying in preterm and term infants at term-equivalent age. Dev Psychobiol 2016; 58(6): 724-733

39) Dowa Y, Kawai M, Kanazawa H, Iwanaga K, Matsukura T, Heike T. Screening for secondary hyperparathyroidism in preterm infants. Pediatr Int 2016; 58(10): 988-992

40) Nagai S, Kawai M, Myowa-Yamakoshi M, Morimoto T, Matsukura T, Heike T. Gonadotropin levels in urine during early postnatal period in small for gestational age preterm male infants with fetal growth restriction. J Perinatol 2017; 37(7): 843-847

41) Kawai M. Late onset circulatory collapse of prematurity. Pediatr Int 2017; 59: 391-396

42) Shinya Y, Kawai M, Niwa F, Imafuku M, Myowa M. Fundamental frequency variation of neonatal spontaneous crying predicts language acquisition in preterm and term infants. Front Psychol 2017; 8: 2195

43) Imafuku M, Kawai M, Niwa F, Shinya Y, Inagawa M, Myowa-Yamakoshi M. Preference for dynamic human images and gaze-following abilities in preterm infants at 6 and 12 months of age: an eye-tracking study. Infancy 2017; 22(2): 223-239

44) Iwanaga K, Matsukura T, Niwa F, Kawai M. Corticotrophin-releasing hormone stimulation tests for the infants with relative adrenal insufficiency. Clin Endocrinol(Oxf) 2017; 87(6): 660-664

45) Kawai M. Reevaluation of protein intake for preterm infants. Am J Perinatol 2018; 35(12): 1138-1141

46) Imafuku M, Kawai M, Niwa F, Shinya Y, Myowa M. Audiovisual speech

perception and language acquisition in preterm infants: A longitudinal study. Early Hum Dev 2019; 128: 93-100

47) Tomotaki S, Toyoshima K, Shimokaze T, Kawai M. Reliability of real-time continuous glucose monitoring in infants. Pediatr Int 2019; 61(10): 1001-1006

48) Tomotaki S, Iwanaga K, Hanaoka S, Tomotaki H, Matsukura T, Niwa F, Kawai M. Antenatal glucocorticoids reduce the incidence of refractory hypotension in low birthweight infants during the early neonatal period, but do not affect it beyond this time. Am J Perinatol 2020 Feb 18. doi: 10.1055/s-0040-1701608

49) Niwa F, Kawai M, Kanazawa H, Okanoya K, Myowa M. The development of the hypothalamus-pituitary-adrenal axis during infancy may be affected by antenatal glucocorticoid therapy. J Neonatal Perinatal Med 2020; 13(1): 55-61

50) Kitano A, Nakaguro M, Tomotaki S, Hanaoka S, Kawai M, Saito A, Hayakawa M, Takahashi Y, Kawasaki H, Yamada Tm Ikeda M, Onda T, Cho K, Haga H, Nakagawa A, Minamiguchi S. A familial case of alveolar capillary dysplasia with misalignment of the pulmonary veins: the clinicopathological features and unusual glomeruloid endothelial proliferation. Diagn Pathol 2020; 15(1): 48

51) Yamamoto A, Iwanaga K, Matsukura T, Niwa F, Morimoto T, Takita J, Kawai M. Response of preterm infants with transient hypothyroxinaemia of prematurity to the thyrotropin-releasing hormone stimulation test is characterized by a delayed decrease in thyroid stimulating hormone after the peak. Clin Endocrinol(Oxf) 2020; 93(5): 605-612

52) Yamauchi T, Imamura M, Takasawa K, Nakajima K, Nakagawa R, Gau M, Sugie M, Taki A, Kawai M, Kashimada K, Morio T. Prematurity at less than 24 weeks of gestation is a risk for prolonged hyperglycemia in extremely low-birth weight infants. Endocrine 2020; 70(1): 71-77

53) Hanaoka S, Iwanaga K, Tomotaki S, Niwa F, Takita J, Kawai M. Antenatal corticosteroids for threatened labour fascilitate thyroid maturation among preterm neonates. Clin Endocrinol(Oxf) 2020; 93(5): 613-619

54) Motokura K, Tomotaki S, Hanaoka S, Yamauchi T, Tomotaki H, Iwanaga

K, Niwa F, Takita J, Kawai M. Appropriate phosphorus intake by paren-teral nutrition prevents metabolic bone disease of prematurity in extremely low-birth-weight infants. JPEN J Parenter Enteral Nutr 2020 Aug 12. doi: 10.1002/jpen.1993

55）Seiichi Tomotaki, Ryosuke Araki, Kouji Motokura, Yutaro Tomobe, Takeru Yamauchi, Shintaro Hanaoka, Hiroko Tomotaki, Kougoro Iwanaga, Fusako Niwa, Junko Takita, Masahiko Kawai. Effects of passage through the digestive tract on incretin secretion: Before and after birth. J Diabetes Investig 2020 Oct 23. doi: 10.1111/jdi.13447

あとがき

　う〜ん　こんな本書いていたら，また　査読の依頼が舞い込んできてしまいました．

　この本に書いてきたのとは違って，国内の某学会の学会誌（和文誌）の査読依頼ですので，気が楽と言えば楽ですが…．
　「査読は代議員（評議員）の義務なので断ることは許されない！」とのお達しですので，タイトルがどうのとか，御託を並べずに，査読を引き受け，投稿論文をダウンロードしました．

　でも，査読の心得，チェックポイントは和文誌も英文誌と変わりありません．
　すなわち…

　本書に書いた論文の書きかたは和文誌に投稿する論文を書く場合にも通用するものです．

　論文を書こうと心掛けると，日ごろの診療の質が向上します．
　論文に書くときに，査読者・読者に批判されないような標準的な医療を心掛けるようになるからです．
　ぜひ，この本で書いた順序に沿って，論文を書いてみてください．

　…　と思ったら，また査読の依頼が…
　今度は，英文誌　初めて見る雑誌です．

　…　と思ったら，また査読の依頼が…
　これは，よく来る英文誌で…

　もう勘弁してよ〜

英文誌のアクセプトがほしいなら、押さえるべきはココ！
臨床論文の書き方

2021 年 3 月 10 日　第 1 版第 1 刷 ©

著　著…………河井昌彦　KAWAI, Masahiko
発行者…………宇山閑文
発行所…………株式会社金芳堂
　　　　　　　　〒 606-8425 京都市左京区鹿ヶ谷西寺ノ前町 34 番地
　　　　　　　　振替　01030-1-15605
　　　　　　　　電話　075-751-1111（代）
　　　　　　　　https://www.kinpodo-pub.co.jp/
組　版…………上島美紀
本文デザイン・装丁……naji design
印刷・製本……モリモト印刷株式会社

落丁・乱丁本は直接小社へお送りください．お取替え致します．

Printed in Japan
ISBN978-4-7653-1857-0